무엇이든 물어보세요
치질
백과사전

도서출판
페이지원

머리글

안녕하세요.
장편한외과 원장 『엉덩이대장』 이성근입니다.
2023년에 『치질 백과사전』으로 인사드릴 수 있어서 큰 영광입니다.

제가 좋아하는 멘토님께서 어느 날 질문을 하셨습니다.
"너는 왜 이렇게 책을 자주 내냐? 지금까지 치질 관련 책을 3권 냈는데, 왜 또 이번에 치질 책을 출간하려고 하느냐?"

그래서 제가 대답했습니다.
"의료기술은 매년 업그레이드되고 변화하고 있는데, 책은 다소 늦는 것 같습니다. 교과서에 나오는 내용도 최근의 상황과는 달라진 부분이 있는 만큼, 가장 최신의 의료정보를 의료소비자에게 드리는 것이 의사의 의무라고 생각하기 때문입니다."

제가 2020년에 『대장항문 제대로 알고 병원 가자』라는 책을 출간한 이후 3년이란 시간이 흘렀는데, 그동안 또 업그레이드된 의료지식이 있습니다. 의료기술도 변화했고, 치질이란 질환을 어떻게 치료할 것인지에 대한 의사들의 접근법도 달라졌습니다. 제가 매년 학회에서 강의도 하고, 발표도 하고, 여러 의사와 토론하면서 특히나 그런 생각을 많이 했습니다.

그리고 저도 의료소비자인 여러분에게 치질에 대해 설명하는 방식 또한 업그레이드되었다고 생각합니다. 장편한외과에서 여러분을 만나는 시간이 길어질수록 조금 더 쉽게 설명하고 있고, 조금 더 편안하게 설명을 해드릴 수 있게 되었습니다. 그 결정체가 이번에 나오는 『치질 백과사전』이라고 할 수 있습니다.

물론 책을 집필한다는 것은 쉬운 일이 아닙니다. 그리고 글을 쓴다는 것은 조심스럽고 어려운 일입니다. 왜냐하면, 이 책의 내용 중에는 다른 의사의 생각과 다른 내용이 다소 있을 수 있기 때문입니다. 수술 방법이나 마취 방법에 대해 저와 다른 생각을 하시는 의사분도 있기에 다소 조심스럽습니다. 이 책은 저의 의학지식과 그동안 진료를 통해 깨달은 생각을 공유하고 싶어 여러분에게 소개하는 것이므로 너그럽게 생각해 주시기를 바랍니다.

여러 고민을 하다 보면 책 출간이 망설여질 때도 있습니다. 그럼에도 불구하고 제가 책을 내는 이유는 '단 한 사람에게라도 도움이 된다면 의미가 있다.'고 생각하기 때문입니다. 부디 단 한 사람이라도 이 책을 통해 '치질이 무엇인지 이해하고, 치질을 어떻게 관리해야 하며, 어떻게 치료하는지'에 대해 도움을 받으시면 좋겠습니다.

이 책이 나올 때까지 많은 분의 도움이 있었습니다. 그분들에게 언제나처럼 항상 감사드립니다. 또한 저의 책을 사랑해 주시는 여러분도 항상 건강하시고 행복하시길 바랍니다.

특히 치질 질환으로는 더 이상 고생하거나 고민하지 마시고 잘 관리하셔서 '행복한 항문'으로 지내셨으면 좋겠습니다. 또 기회가 되면 다른 책으로 찾아뵙겠습니다. 감사합니다.

2023년 8월
이성근 드림

추천사 ①

말 못할 곳에 통증이 있으신 분께
이 책을 추천합니다.

우리 신체 중 불편한 곳이 있는데, 남들에게 쉽게 얘기할 수 없는 부위 중 하나가 항문입니다. 의학적으로는 다 똑같은 신체지만 정서적으로 얘기하기 꺼려지는 부위입니다. 항문 통증이 있거나 불편감이 있을 때 어떤 상태인지 보고 싶지만 볼 수 없고, 만져보기도 어렵습니다. 항문질환은 대장·항문을 전공으로 하지 않은 의사라면 알기 어려운 분야입니다. 대장·항문을 전공한 의사 수가 많지 않아 질환에 대해 알려져 있는 정보도 많지 않습니다.

베일에 싸인 항문의 정보를 정확하게 알기 쉽게 알려 주는 책이 나왔습니다. 대장·항문 전문의가 항문질환의 모든 것을 알기 쉽게 풀어낸 책입니다. 책의 저자인 이성근 원장님은 모든 것을 누구나 알기 쉽게 풀어내는 재주를 가졌습니다. 이성근 원장님을 옆에서 보고 있으면, 사람들에게 알려 주고, 베풀어 주느라 항상 바쁘게 지내시는 분입니다. 사람들에게 도움을 주는 것에서 삶의 재미를 느끼면서 사시는 분 같습니다. 예전부터 바쁜 와중에 많은 책을 저술하셨는데, 이번에는 항문질환입니다.

이 책은 항문질환이 궁금하신 분들이 볼 가능성이 높습니다. 항문질환은 정확하고 올바른 내용을 알아야지 고생을 덜하고 빨리 좋아질 수 있습니다. 항문질환 치료는 경험과 실력이 정말 중요합니다. 이 책은 이성근 원장님의 수년간의 경험과 실력을 그대로 쏟아 부은 책으로, 정확하고 올바른 내용들이 알차게 담겨 있습니다. 같은 분야에 있는 사람들이 내용 평가를 좀 더 정확히 할 수 있습니다. 이 책은 믿고 따라가도 되는 내용들로 알차게 구성되어 있어 자신 있게 추천드립니다.

조아유외과 원장
김병섭

추천사 ②

항문질환은 더 이상
당신의 걱정거리가 안 될 것입니다.

'책을 만들려고 합니다. 한 번 읽어 봐 주십시오' 라고 연락을 받았습니다. 원장님이 그간 펴 낸 책들을 빠짐없이 읽어 온 터라 이번 소식이 무척 반가웠습니다. 또 어떤 이야기를 내놓으실까? 기대하며 메일에 담긴 원고를 읽고나니 '아' 하는 짧은 소리가 입에서 나왔습니다. '그렇구나.' 고백하건데 그동안 원장님의 글 솜씨와 전문지식에 대해 의심할 바는 없었지만 다른 한편으로는 전문의로서의 당연한 정보 공유가 아닐까 하는 생각을 했더랬습니다. 그러나 자신의 관심사와 직업적 역량을 글로 구현해 내는 것은 절대 쉬운 일은 아니죠. 더구나 이렇게 알기 쉽고 재미있기는 무척 어려울 것입니다.

그간 봐왔던 이성근 원장님은 쾌활하시고 열정적인 분이셨습니다. 그리고 그의 글도 아니나 다를까 힘이 넘쳤습니다. 그가 가진 전문성은 말할 것도 없거니와 독자의 니즈를 정확히 파악하고 시원하게 내놓는 해답이 너무나 명쾌했습니다. 저는 의학과 1도 관련없는 전문 일반인(?)이라 그저 독자의 상황으로 궁금한 내용들을 이야기해 주는 이런 책이 고마웠습니다. 보지 않아도 원장님이 이 책을 펴내기까지 얼마나 많은 사람들에게 질문을 하고 여러 사람의 이야기를 들어보셨는지 알 수 있겠더군요.

아시다시피 항문질환은 부끄러워 숨기고 마는 질환입니다. 인터넷에 물어봐도 나와 정확하게 들어맞는 증상도 없을뿐더러 솔직히 겁만 잔뜩 받게 됩니다. 그러나 이성근 원장님은 우리의 그런 걱정을 달래주기라도 하시듯 친절한 설명과 세세히 나눈 차이점으로 우리의 증상을 정확하게 파악할 수 있게 해 주며, 나아가 어떻게 치료해야 좋은지에 대해서도 알려 줍니다. 무엇보다 제가 호감이 갔던 점은 더 이상 겁이 나지 않게 해 준다는 점입니다. 겁 먹지 않고 병원에 찾아갈 수 있게 격려해 주는 것 같았습니다.

일부의 전문 서적이 지루하고 두껍기만 해서 꺼려지시는 분들, 이 책은 여러분께 재밌지만 절대 가볍지 않은 의학 지식을 갖게 해 줄 것입니다. 항문 관련 걱정으로 이 책을 선택하신 분들에게 한 말씀 드리자면 "더 이상 고민 말고 책을 읽고 친절한 이성근 원장님을 만나보십시오. 항문질환은 더 이상 당신의 걱정거리가 안 될 것입니다."

이성아

추천사 ③

항문질환에 관련된 모든 것을
일반 독자 및 환자분이 이해하기 쉽도록
기재하였습니다.

제가 제약업계에 발을 들이고 나서 지금에 이르기까지 여러 증상과 질병을 접해왔는데, 그중에서도 생소했던 단어 하나가 있었으니 바로 '치질'이었습니다.
항문 관련 의약품을 취급하는 업계에 있다 보니, 이 증상을 조금이라도 더 이해하고자 많은 시간과 노력을 들였는데, 시중에 풀려 있는 정보는 대부분 단편적인 것이다보니 정보 습득에 많은 어려움이 있어서 좀 더 쉽고 편리하게 정보를 접하면 좋겠다는 아쉬움을 느끼곤 하였습니다.
그러던 도중 이 책의 저자인 이성근 원장님을 만나게 되어 깊은 인연을 쌓아오게 되었고, 이 자리를 통해 이성근 원장님의 결실인 이 책을 여러분에게 소개할 수 있어 저 역시 벅찬 감격을 느낍니다.

항문질환은 남녀노소 감기만큼이나 흔하게 나타날 수 있는 질환입니다. 하지만 금새 회복될 경증으로 느껴져 가볍게 생각하거나, 타인에게 나의 항문을 보여 주는 것이 부끄러워서 치료를 망설이다 일상생활에 큰 지장을 줄 수 있는 중증으로 번지게 되는 상황을 많이 보아온 만큼, 이 질환에 대한 정보 공유와 공감대 형성이 충분히 필요하다 느껴왔지만 증상에 대한 터부로 인해 그간 단편적인 정보 외에는 제대로 된 정보를 접할 수 있는 창구가 부족했던 것이 사실입니다.
또한, 병원 방문을 망설이는 심리를 이용한 이들이 그릇된 정보들로 현혹해왔기에 많은 환자가 오류 섞인 정보들 사이에서 이 질환으로 고통받아오고 있었습니다.

이 책의 저자 이성근 원장님은 전국 각지의 대장항문 병원에서 여러 환자분들을 응대하며 고민하고 성찰하던 경험을 바탕으로 자신만의 파랑새를 찾아 수원으로 올라오셨고, '정확, 정직, 정성'의 슬로건을 내세운 장편한외과를 개원해 지금에 이르렀으며 환자 한 분, 한 분의 주치의가 되겠다는 초심을 잊지 않으셔서, 병원을 찾아주시는 환자분들을 항상 따뜻하게 맞아주시는 분이십니다.

특히, 병원에 방문하시는 환자분 외 그 밖의 분에게도 의료 정보를 공유해 드리고 소통을 하고자, 『엉덩이대장』을 비롯한 다수의 유튜브 채널을 운영하며 여러분들에게 보다 더 가까이, 보다 더 재미있게 다가가려 하고 계십니다.
원장님께서 편찬하신 대장항문 관련 의학 서적들은 시리즈로 여러 권이 있으나 이번 『치질 백과사전』의 경우 일상생활에서의 자가진단법과 각 증상에 대한 설명, 예방법 및 일상생활로의 빠른 복귀가 가능해지는 치료법 등 항문질환에 관련된 모든 것을 일반 독자 및 환자분이 이해하기 쉽도록 기재하였습니다.

원장님께서 평소부터 의료정보라면 누구나 알기 쉬워야 한다는 모토를 지니고 계셨던 만큼 일반 독자가 어려움을 느낄 수 있는 전문 의학용어 대신 순화된 단어를 사용하고자 하였으며, 책을 읽고 난 뒤 일상생활에서 바로 실천해 볼 수 있도록 하였습니다.

이 책을 읽으신 일반 독자 및 환자분이 바른 방법으로 치질을 관리하고, 올바른 치료와 수술 및 회복을 통해 항문에 대한 불편함을 최소화하는 계기가 되었으면 하는 바람입니다.

전성욱

추천사 ④

화장실 책꽂이에 꽂아두고
'피*' 쌀 때마다 읽어보고, 불안하면
장편한외과로 달려가면 된다.

어느 날 아침. 언제나처럼 잠에서 깨어 화장실에 앉아 볼일을 본다. 기분 좋게 거사를 마치고 물을 내리기 전, 언제나처럼 변의 상태를 확인하려는 순간, '아니 뭐야 이거?' 변기 안이 시뻘겋다. 두려움이 밀려온다.

손에 쥐고 있던 핸드폰을 들어 서둘러 구글 검색창에 '피*'을 치고 검색 결과를 본다. 순식간에 나타나는 수많은 정보들. 무려 269,000여 개가 넘는 정보가 있다. 화면 상단 첫 화면에 떠 있는 글을 찾아 들어가 본다. 대부분의 글들은 '안녕하세요, ***입니다.'로 시작하고, 다양한 원인들에 대해 그림과 사진까지 곁들여가며 증상이 일어나는 이런저런 원인을 이야기한다. 대장암, 대장용종, 궤양성 대장염, 게실증, 직장암, 직장용종, 치질, 치열, 치루, 항문열상 등등. 하지만 마지막엔 예외 없이 정확한 원인 확인을 위해서는 항문외과, 외과, 소화기내과 등의 방문이 필요하다고 말한다. 결론은 병원에 오라는 내용들이다.

'아니야 이건 내가 원하는 정보가 아니야. 나는 내가 왜 '피*'을 쌌는지 알고 싶은 거라구!!!' 사이트를 나와 다시 정보를 찾아 나선다. 수많은 블로그 안의 상담글을 읽어 나간다. 하지만 읽으면 읽을수록 명쾌한 답을 찾아내기 보다는 머릿속이 더욱 복잡해져만 간다.

유튜브로 넘어간다. 거기에도 역시 수많은 정보가 넘쳐난다. 심지어는 영화 대사 속에 나왔던 '피*'과 관련된 명대사들의 짤영상, 유명래퍼의 노래영상들도 함께 나온다. 이러다보면 어느덧 내가 '피*'을 쌌다는 사실은 잊어버리고 동영상 속 재미난 장면들에 키득거리고 있는 내 모습을 발견하고는 화들짝 놀라기도 한다. '내가 지금 뭘 하고 있는 거지?'

정보 홍수의 시대다.
언제, 어디에서나 내가 원하는 정보를 손쉽게 얻을 수 있는 시대이다. 하지만 문제는 정보의 양이 아니라 내 자신이 그 수많은 정보 중에서 나에게 맞고 나에게 필요한 정보를 골라낼 수 있는 능력이 아닐까? 유튜브 같은 동영상 정보는 접근성이 훨씬 좋지만 이 역시 정보선별 능력이 없으면 혼란만 가중될 뿐이다. 게다가 동영상 정보의 가장 큰 단점은 정보가 시간 속에 존재하기에 바로 내 앞에 잡아두기가 힘들다는 점이다. 다음에 다시 볼라치면 몇 분 몇 초였더라를 기억해 내며 앞뒤로 왔다 갔다를 수없이 반복하다

지쳐서 대충 어딘가에서 시작해서 다시보기를 해야 한다.

장편한 외과의 이성근 원장의 이번 책은 그런 점에서 나에게 의미 있는 정보로 다가왔다.
'잡아두기!'

남모르게(이 추천사를 썼으니 이제는 남들도 다 알게 되었지만 ㅠㅠ) 혼자 고통을 받고 있는 나에게 '정확, 정직, 정성'을 바탕으로 풍부한 치료 경험과 노하우를 지닌 대한민국 굿닥터 100인 중의 한 명인 전문가가 '치질'과 관련된 모든 정보를 책 한 권에 정리했다. 아니, 탁! 내 앞에 잡아두었다!

이제 치질에 관련해서는 더 이상 포털 사이트나 유튜브를 헤맬 필요가 없게 되었다. 화장실 책꽂이에 꽂아두고 '피*' 쌀 때마다 읽어보고, 불안하면 장편한외과로 달려가면 된다.

신구대학교 보건의료행정학과 교수
주재진

목차

머리글   3
추천사   6

PART 1. 항문질환

1. 항문 증상

1. 항문 통증

Q1. 항문 통증이 있다면 어떻게 해야 하나요?   29
Q2. 항문 통증이 있다면 어떤 질환을 의심할 수 있나요?   30
Q3. '혈전성 치핵'이란 무엇인가요?   31
Q4. '항문농양'과 '치루'는 무엇인가요?   33
Q5. '치열'은 무엇인가요?   34

2. 항문 출혈

Q1. 항문 출혈이 있다면 대장암일까요?   35
Q2. 항문 출혈의 가장 흔한 원인은 무엇인가요?   36
Q3. 항문 출혈의 색깔로 원인 질환을 구별할 수 있나요?   37
Q4. 항문 출혈의 또 다른 원인은 무엇인가요?   38
Q5. 항문 출혈 시 어떻게 해야 하나요?   39

3. 항문 돌출

Q1. 항문에 혹이 만져지는데 이유가 뭘까요? ... 40
Q2. 항문에 혹이 만져진다면 어떻게 해야 하나요? ... 41

4. 항문 간지럼증

Q1. 항문이 가려운 이유는 무엇인가요? ... 42
Q2. 항문소양증 검사는 어떻게 이루어지는 건가요? 혹시 '자가진단'도 가능한가요? ... 43
Q3. 항문소양증은 어떻게 치료하나요? ... 44
Q4. 항문소양증은 완치 가능한가요? ... 45
Q5. 항문소양증은 상태에 따라서 치료 방법이 달라지나요? ... 45
Q6. 항문소양증이 있을 때 어떤 음식을 조심해야 하나요? ... 46
Q7. 항문소양증 치료를 위한 생활요법은 무엇인가요? ... 46

2. 치질(치핵)

1. 치핵, 치루, 치열

Q1. '치질', '치핵', '치루', '치열'은 어떻게 다른 질환인가요? ... 49
Q2. 다양한 항문질환을 진단할 때 주의해야 할 점은 무엇인가요? ... 51
Q3. 치질의 치료 방법은 수술밖에 없나요? ... 52
Q4. 치루는 빨리 수술해야 하는 이유가 무엇인가요? ... 52
Q5. 치핵과 치열은 웬만해서는 수술하지 않아도 되나요? ... 54

2. 치핵 증상 및 원인과 진단

Q1. 치질(치핵)의 증상은 무엇인가요? ... 56
Q2. 치핵의 원인은 무엇인가요? ... 57
Q3. 치핵도 종류가 여러 가지인가요? ... 59
Q4. 치질 수술 전 필요한 검사는 어떤 것이 있나요? ... 60
Q5. 치질 수술을 하기 전에 꼭 대장내시경을 해야 하나요? ... 61
Q6. 치질 진단을 위해 항문 초음파 검사가 필요한가요? ... 62

3. 치핵 치료

Q1. 치핵은 반드시 수술해야 하나요? 63
Q2. 임신 계획이 있는 경우 치핵 수술은 언제 하는 것이 좋은가요? 64
Q3. 고령인데 치핵 수술을 해도 되나요? 65
Q4. 소아 치핵도 수술이 필요한 때도 있나요? 66
Q5. 치핵의 수술 방법은 어떤 것이 좋은가요? 67

4. 치핵 수술 합병증

Q1. 치핵 수술의 합병증이 흔한가요? 69
Q2. 치핵 수술로 어떤 합병증이 생길 수 있나요? 70
Q3. 치핵 수술 부작용으로 변실금이 생길 수 있다는데 그런 일이 흔하게 발생하나요? 71
Q4. 치핵 수술 후 뭔가 튀어나왔어요. 왜 생긴 거고, 어떻게 하면 되나요? 72
Q5. 치핵 수술 후 항문 협착이 의심되는데 수술을 다시 해야 하나요? 73

5. 치핵 예방

Q1. 치핵은 어떻게 관리하면 되나요? 74
Q2. 좌욕이 왜 좋은가요? 75
Q3. 치핵에 좋은 배변 습관은 어떤 것인가요? 76
Q4. 치핵에 좋은 식습관은 어떤 것인가요? 77
Q5. 치핵에 좋은 운동과 나쁜 운동은 무엇인가요? 78
Q6. 치핵에 좋은 생활습관은 어떤 것인가요? 79

3. 치루와 항문농양

1. 치루 원인과 증상

Q1. 치루의 원인은 무엇인가요? 81
Q2. 치루의 증상은 무엇인가요? 83
Q3. 단순 치루가 있고, 복잡 치루가 있다고 하던데 치료 방법이나 회복에도 차이가 있나요? 83
Q4. 치루를 내버려두면 어떤 문제가 발생하나요? 치루를 내버려두면 치루암이 된다고 하던데 사실인가요? 85

2. 치루 진단

Q1. 치루를 진단하는 방법에는 어떤 것들이 있나요? 혹시 자가진단이 가능할까요? 86
Q2. 항문 초음파 검사와 다른 진단 방법과의 차이가 무엇인가요? 87
Q3. 의사에 따라 항문 초음파 검사 결과가 달라질 수 있나요? 88
Q4. 항문 초음파 검사는 부작용이 있나요? 88
Q5. 항문 초음파 검사는 힘든가요? 시간은 얼마나 소요되나요? 89
Q6. 항문 초음파 검사와 관련한 주의사항은 없나요? 89
Q7. 항문 초음파 검사는 비싼가요? 90
Q8. 항문 초음파는 어떤 경우에 필요한 검사인가요? 91

3. 치루 수술

Q1. 치루는 약과 연고로 치료할 수 있나요? 92
Q2. 치루를 무조건 수술해야 하는 이유는 무엇인가요? 92
Q3. 치루 수술시 주의할 점은 무엇인가요? 93
Q4. 시톤법은 어떤 수술인가요? 94
Q5. 치루 수술 방법은 의사들마다 다른가요? 95
Q6. 가장 좋은 치루 수술 방법은 무엇인가요? 96

4. 치루 수술 합병증

Q1. 치루 수술 후에 재발과 변실금이 생길 수 있다고 하던데 정말인가요?　　97
Q2. 평소 항문괄약근 힘이 약해서 치루 수술이 걱정됩니다. 어떻게 하는 것이 좋을까요?　　98
Q3. 치루 수술 후 상처가 잘 낫지 않을 때는 어떻게 해야 하나요?　　99
Q4. 치루 수술 합병증을 최소화하기 위해서는 어떻게 해야 하나요?　　99
Q5. 치루가 재발하는 원인은 무엇인가요?　　100

5. 치루 예방

Q1. 치루를 예방할 방법이나 생활습관은 무엇인가요?　　102
Q2. 치루 환자에게 재발 방지를 위해서 대장내시경을 추천하시는 이유는 무엇인가요?　　103
Q3. 치루 수술 후 추적검사는 언제 하나요?　　104

6. 항문농양

Q1. 항문농양은 어떤 병인가요?　　105
Q2. 항문농양은 어떤 사람에게 잘 생기나요?　　106
Q3. 항문농양은 진단이 어렵고, 감기몸살로 오진되는 예도 있다면서요?　　107
Q4. 항문농양이 생기면 수술을 해야 하나요?　　108
Q5. 항문농양과 치루는 어떤 관계가 있나요?　　109
Q6. 항문농양 수술 방법에 따라 재발 확률도 달라지나요?　　110
Q7. 항문농양을 예방하는 방법은 무엇인가요?　　111

4. 치열과 곤지름

1. 치열 진단과 치료

Q1. 치열은 어떤 병이고, 왜 생기나요? ... 113
Q2. 치열 진단은 어떻게 하나요? ... 114
Q3. 급성 치열과 만성 치열이 있다고 하던데 차이는 무엇인가요? ... 115
Q4. 치열은 재발을 잘하나요? ... 115
Q5. 치열은 반드시 수술해야 하나요? ... 116
Q6. 치열을 예방하기 위해서는 어떻게 해야 하나요? ... 117

2. 곤지름 진단과 치료

Q1. 콘딜로마(곤지름)는 어떤 병인가요? ... 118
Q2. 콘딜로마는 왜 걸리는 건가요? ... 119
Q3. 콘딜로마는 어떻게 진단하나요? ... 119
Q4. 콘딜로마는 재발을 자주 하나요? ... 120
Q5. 콘딜로마 치료는 어떻게 하나요? ... 120
Q6. 콘딜로마는 전염되나요? ... 121
Q7. 콘딜로마 예방주사가 있나요? ... 121

PART 2. 항문 수술 주의사항

1. 항문 검사와 마취

1. 항문 검사

Q1. 항문 검사로 어떤 검사를 주로 하나요?   125
Q2. 직장수지검사는 무엇이며, 왜 하나요?   127
Q3. 항문경 검사는 왜 하나요?   128
Q4. 항문경 검사 시 관장해야 하나요?   128
Q5. 항문 초음파 검사는 왜 하나요?   129
Q6. 항문 초음파 검사는 보험적용이 되나요?   130
Q7. 항문 초음파 검사는 아픈가요?   131
Q8. 항문 초음파는 모든 항문외과에서 필수적으로 받을 수 있는 검사인가요?   131
Q9. 항문질환이지만 대장내시경을 해야 하는 경우는 어떤 경우인가요?   132
Q10. 항문 검사의 종류에 따라 비용 차이가 크나요?   134
Q11. 항문 수술 후에는 어떤 검사를 받게 되나요?   134
Q12. 항문 검사를 잘하는 병·의원의 기준은 무엇인가요?   134

2. 마취

Q1. 항문 수술을 할 때 마취는 어떻게 하나요?   136
Q2. 마취 방법에 따라 수술 후 일상복귀의 시기가 달라지나요?   137
Q3. 척추 마취와 미추 마취, 국소 마취의 통증 정도는 다른가요?   138
Q4. 척추 마취와 미추 마취의 가장 큰 차이는 무엇인가요?   139
Q5. 미추 마취하면 얼마나 오랫동안 마취가 되는 건가요? 혹시 수술 중간에 마취가 풀리지는 않나요?   139
Q6. 미추 마취의 장점은 무엇인가요?   140
Q7. 다른 병·의원에서 미추 마취를 하지 않는 이유는 무엇인가요?   141
Q8. 마취하기 전에 금식이나 관장을 안 해도 되나요?   143
Q9. 미추 마취가 그렇게 좋나요?   144
Q10. 미추 마취로 수술하면 퇴원은 언제 하나요?   145

Q11. 수술하는 날에 보호자 없이 와도 되나요? 145
Q12. 국소 마취로 수술이 가능한 경우는 어떤 경우인가요? 146

2. 수술 전 주의사항

1. 수술 준비
Q1. 수술하기 전에 준비할 것은 무엇인가요? 149
Q2. 수술 전 준비하면 도움 되는 것이 있을까요? 150
Q3. 수술 후 회복 기간과 외래 방문은 언제까지인가요? 151
Q4. 항문 수술을 하려고 하는데 휴가를 며칠 정도 내야 좋을까요? 152
Q5. 항문 수술 후 회복 기간이 사람마다 다른 이유가 무엇인가요? 152

2. 수술 전 궁금증
Q1. 항문 수술 합병증이 흔한가요? 154
Q2. 항문 수술 후에는 소변줄을 꽂아야 하는 일이 생길 수 있다고 하던데 사실인가요? 155
Q3. 항문 수술 후 당일에 운전해도 되나요? 155
Q4. 수술 후에 복용하는 약은 어떤 것이 있나요? 156
Q5. 항문 수술을 할 병·의원을 결정할 때 어떤 점들을 고려해야 할까요? 157

3. 수술 후 주의사항

1. 통증
Q1. 항문 수술 후 통증을 완화하는 방법은 무엇인가요? 159
Q2. 항문 수술 후 언제 주로 아픈가요? 160
Q3. 무통 주사기(PCA)가 도움이 되나요? 161
Q4. 진통제를 자주 먹어도 되나요? 162
Q5. 연고가 통증 감소에 도움이 되나요? 163
Q6. 좌욕은 통증 감소에 얼마나 도움이 되나요? 164

2. 출혈

Q1. 항문 수술 후 출혈이 자주 발생하나요? ... 165
Q2. 항문 수술 후 출혈은 언제까지 발생하나요? ... 166
Q3. 항문 수술 후 출혈 예방을 위해 어떻게 하면 되나요? ... 167

3. 분비물

Q1. 항문 수술 후 분비물이 나오는 건 정상인가요? ... 168
Q2. 거즈가 필요한가요? ... 169
Q3. 진물이 갑자기 많이 나올 수도 있나요? ... 169

4. 배변

Q1. 대변은 매일 봐야 하나요? ... 170
Q2. 배변 시 힘을 많이 줘도 되나요? ... 171
Q3. 배변할 때 어떻게 하면 덜 아픈가요? ... 171
Q4. 배변 후 관리는 어떻게 하면 되나요? ... 172

5. 식사

Q1. 식사를 안 해도 되나요? ... 173
Q2. 항문 수술 후 좋은 음식은 무엇인가요? ... 174
Q3. 술은 언제부터 마셔도 되나요? ... 175
Q4. 커피는 가능한가요? ... 175
Q5. 담배는 가능한가요? ... 175

6. 상처 관리

Q1. 항문 수술 후 상처 관리가 어렵나요? ... 176
Q2. 좌욕은 왜 해야 하나요? ... 177
Q3. 소독이 어렵나요? ... 178

7. 일상생활

Q1. 운동은 언제부터 가능한가요? ... 179
Q2. 샤워는 언제부터 가능한가요? ... 179

Q3. 운전은 해도 되나요? 180
Q4. 출근은 언제부터 가능한가요? 180
Q5. 방석은 도움이 되나요? 181

4. 장편한외과

1. 장편한외과의 차별점
Q1. 항문 수술에서 장편한외과만의 차별점은 무엇인가요? 183
Q2. 장편한외과가 책을 많이 출간하고 『엉덩이 대장』이라는 유튜브 채널을 운영하는
     이유가 무엇인가요? 185

2. 장편한외과의 진료철학
Q1. 장편한외과의 진료철학은 무엇인가요? 187
Q2. 장편한외과의 핵심 진료 영역은 무엇인가요? 188

별책부록
장편한외과 이성근 원장 인터뷰 191
유튜브 채널 『엉덩이대장』 203
장편한외과 영수증 리뷰 239

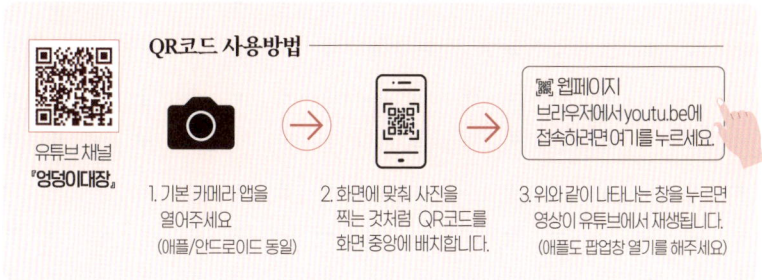

치질 백과사전 ─────── ⓘ ─────── 무엇이든 물어보세요

PART. 1

항문질환

1. 항문 증상
2. 치질(치핵)
3. 치루와 항문농양
4. 치열과 곤지름

항문질환 1

항문 증상

1. 항문 통증
2. 항문 출혈
3. 항문 돌출
4. 항문 간지럼증

1. 항문 증상

1. 항문 통증

항문 통증이 있다면 어떻게 해야 하나요?

항문에 통증을 느낀다면 병·의원에 가서서 진찰을 받으셔야 합니다. 가까운 대장항문 전문의원에 내원해서 확인해 보셔야 하는데, 항문에 통증이 있으면 대부분 보존적 치료나 약국에서 구매한 약으로는 완치될 가능성이 적기 때문입니다.

항문이 아픈 원인 중에 혈전성 치핵, 항문농양, 치루와 치열은 특별히 신경 써야 하며, 그중에서도 혈전성 치핵과 치루와 항문농양은 빠르게 진단받고 치료할수록 예후가 좋습니다.

그러니 항문이 아플 때는 내버려 두거나 괜찮아질 거라고 기다리지 말고, 또는 약국에서 약만 사서 드시지 말고 꼭 병·의원을 찾아가서 확인해야 합니다. 그래야 '호미로 막을 수 있는 일을 포크레인으로 막는 일'이 생기지 않습니다. 다시 한번 강조하건대 항문 증상 중에 '항문 통증'은 빨리 병·의원에 가셔야 합니다.

항문 통증이 있다면 어떤 질환을 의심할 수 있나요?

항문이 아플 때는 크게 세 가지 질환을 의심할 수 있습니다.
첫 번째는 치질의 합병증으로 혈전이 생긴 경우입니다. 원래 치질 자체는 아프지 않지만, 치질의 합병증으로 혈전이 생기면 통증이 생깁니다.

두 번째는 항문농양이나 치루가 있는 경우입니다. 항문 주위에 염증이 생겨서 부풀어 오르면서 통증을 일으키기 때문입니다. 물론 항문농양과 치루가 발생하면 다른 증상도 동반되지만, 통증이 있다면 꼭 확인해야 합니다.

세 번째는 치열이 생긴 경우입니다. 치열은 간단히 말하자면 항문 점막이 찢어지는 것입니다. '항문의 열상'을 치열이라고 얘기하는데 이때도 통증을 느낄 수 있습니다.
물론 그 이외에도 여러 가지 이유로 항문 통증이 생길 수 있습니다만, 이 세 가지 이유가 가장 흔합니다.

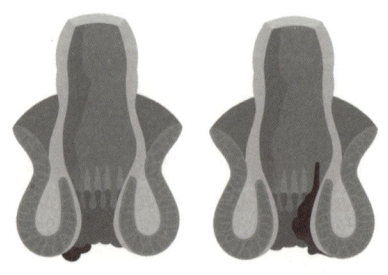

'혈전성 치핵'이란 무엇인가요?

혈전성 치핵은 치질의 합병증으로 '혈전'이라는 핏덩어리가 생기는 것입니다. 치핵은 혈관 덩어리인데, 혈관이 확장되고 늘어지고, 지지 조직이 늘어지면서 튀어나오는 것입니다. 즉, 항문에서 무엇인가가 부풀어 오르면서 튀어나옵니다.

혈전이 무엇인지 이해하기 어렵다면, 심근경색을 떠올리시면 됩니다. 심근경색이란 혈전, 즉 '핏덩어리'가 생겨 심장을 먹여 살리는 혈관이 막히는 바람에 심장에 피가 흐르지 않아 문제가 생기는 것입니다. 그리고 비슷한 기전으로 혈전이 뇌혈관을 막으면 뇌졸중이 됩니다.
혈전성 치핵이란 치핵 안에 혈전이 생겨 문제가 되는 것입니다. 혈전이 작은 경우에는 약물치료 및 보존적 치료로 좋아질 수 있지만, 갑자기 심해지는 경우도 있으므로 서둘러 병·의원으로 가셔서 진찰을 받으시는 것이 좋습니다.

치질은 출혈이 주요 증상이지만, 가끔 혈전이 생기면 통증이 발생하는 경우가 있습니다. 혈전이 생기면 약과 연고와 좌욕을 해야 하고, 심하면 수술까지도 고려해야 합니다. 저는 '치질은 수술할 필요가 없다.'라고 자주 이야기하지만, 혈전성 치핵은 심하면 가능한 한 빨리 수술해야 한다고 이야기 드립니다. 치료 시기가 늦어서 상태가 심해지면 나중에 더 고생하기 때문입니다.

혈전성 치핵은 여러 가지 원인 때문에 생길 수 있습니다. 과음, 피로, 변이 딱딱해지거나, 배변이 힘들거나, 또는 무리한 운동을 하거나 다이어트약을 복용하거나 갑자기 추워지는 경우에도 생길 수 있습니다.

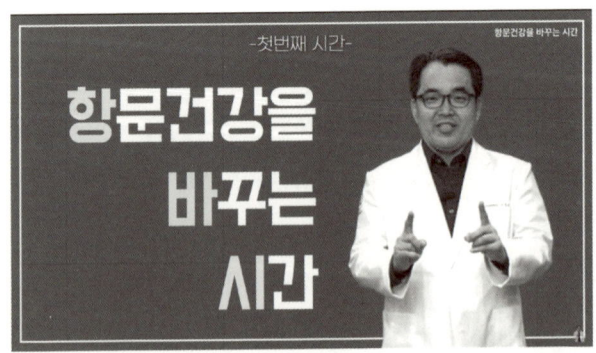

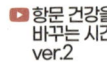

'항문농양'과 '치루'는 무엇인가요?

항문 주위에 항문농양이 생기거나 치루가 생긴 경우에도 통증이 생길 수 있습니다. 이 또한 갑자기 생길 수 있습니다. 주로 과음을 하거나 설사를 한 다음에 생기는 경우가 많으며, 90% 이상의 환자가 남성입니다.

항문농양은 치루와 동반된 경우도 많습니다. 항문농양이 생기면 통증이 느껴지고, 항문농양이 생긴 부위가 빨갛게 되거나, 붓거나, 심하면 고름이 터질 수도 있고, 국소적인 열감이 생길 수도 있습니다. 그리고 열이 나거나 한기가 들 수도 있습니다.

항문농양과 치루는 무조건 수술해야 하며, 최대한 빨리하는 것이 좋습니다. 항문농양이 작을 때는 배농만 해도 상태가 좋아지지만, 치루가 동반된 경우에는 치루 수술까지도 함께 해야 합니다. 또한, 재발하기 쉬우므로 신경을 많이 써야 합니다. 항문농양과 치루는 '조기 진단' 및 '조기 치료'가 중요한 질환입니다.

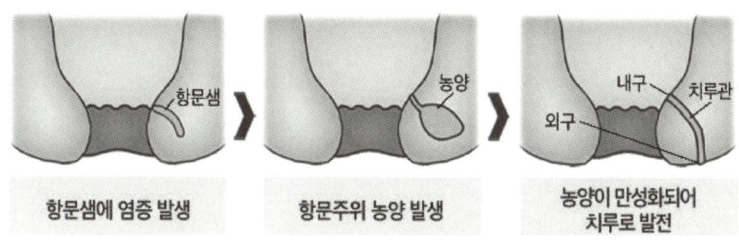

'치열'은 무엇인가요?

치열이 생겨도 항문이 아플 수 있습니다. 굵은 대변이나 딱딱한 대변을 보거나, 볼일을 볼 때 너무 힘을 주거나, 심한 설사를 하면 항문이 찢어질 수 있습니다.

치열은 급성 치열과 만성 치열로 나누어지는데, 급성 치열은 찢어진 지 얼마 안 된 것이며, 만성 치열은 찢어짐이 오랫동안 반복된 것입니다. 보통 치열은 수술할 필요가 없으나 만성 치열의 경우에는 수술해야 할 수도 있습니다.

하지만 치열의 대부분은 급성 치열이며, 약과 연고를 사용하면 좋아질 수 있으므로 항문이 아프면 꼭 병·의원에 찾아가셔서 정확한 검사를 받는 것이 좋습니다.

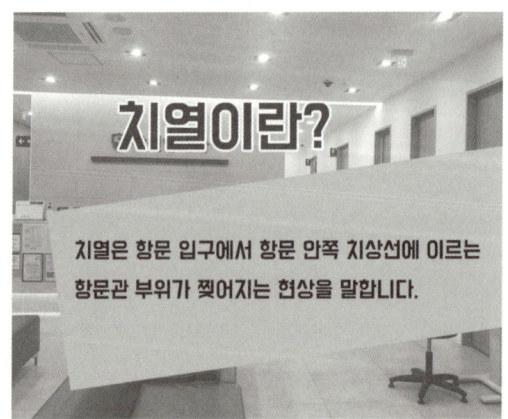

1. 항문 증상
2. 항문 출혈

항문 출혈이 있다면 대장암일까요?

항문 출혈의 원인이 대장암인 경우는 의외로 적은 편입니다. 항문에서 출혈이 발생하면 자신이 대장암에 걸린 것이 아닌가 걱정하는 분이 많으신데, 항문 출혈을 호소하시는 분들 중에 대장암으로 진단된 분은 의외로 많지 않습니다.

물론 항문 출혈을 가벼이 여기지 않아야 합니다. 항문 출혈을 '치질 때문에 생긴 것'이라고 판단하여 내버려뒀다가 병이 악화된 나중에야 암을 진단받고 고생하는 경우도 있기 때문입니다. 조기에 발견했으면 빨리 치료할 수 있었는데 그러지 못하는 경우가 생길 수 있으므로, 항문 출혈을 가볍게 여기면 안 된다고 강조합니다.

항문 출혈의 가장 흔한 원인은 무엇인가요?

실질적으로 항문 출혈의 가장 흔한 원인은 치질입니다. 하지만 그렇다고 해서 항문 출혈을 무시하거나 내버려둬서는 안 됩니다.

요즘은 인터넷만 뒤지면 정보가 정말 많이 나오고 그만큼 자가진단을 하는 분도 많습니다. 이런 분들은 인터넷에 있는 치질 증상을 보고 자신이 치질인 것으로 생각하여 약국에서 치질약만 사드십니다. 출혈의 원인이 치질 때문이었다면 다행이지만, 출혈의 원인이 다른 문제 때문이었다면 심각해질 수 있습니다.

제가 지난번에 만난 환자분도 치질약을 두 달 동안 드시다가 효과가 없어서 다른 치질약을 처방받으려고 장편한외과에 찾아오셨습니다. 그분은 직장수지검사만 해 보아도 직장에 덩어리가 만져질 만큼 심한 직장암 상태였습니다. 또한, 국립암센터에서 근무할 때 만난 대장암 환자분들도 "그냥 치질인 줄 알았어요.", "전 대장암인 줄 몰랐어요."라고 하시는 분들이 많았습니다.

그러므로 항문 출혈은 절대 내버려두면 안 됩니다. 또한 35세 이상인 분 중에서 대장내시경을 한 번도 안 한 분이시라면 특히나 주의해야 합니다. 이런 분들은 무조건 대장내시경을 하셔서 대장 쪽에 문제가 있는지 확인해야 합니다.

항문 출혈의 색깔로 원인 질환을 구별할 수 있나요?

인터넷에서 검색해 보면 '대변 색깔 구분법'이 나와 있는데, 개인적으로 이러한 판단은 좋지 않습니다. 인터넷 정보에서는 '빨간색이면 치질이고, 검붉은 색이면 암'이라는 식으로 얘기하지만, 빨간색 피가 나온다고 해서 전부 치질이라고 생각하면 안 됩니다. 직장암도 빨간색 피가 나오기 때문입니다. 그러니 항문 출혈은 꼭 의사에게 진찰하고 정확히 어떤 문제 때문인지 진단을 받아야 합니다.

반대로 항문 출혈을 중한 병 때문이라고 생각하여 크게 걱정하는 분도 계시는데 꼭 그렇지는 않다고 할 수 있습니다. 항문 출혈이 반드시 치질 때문에 생기는 것이 아닌 것처럼, 반드시 대장암이나 직장암처럼 중한 병 때문에 생기는 것도 아닙니다.

저희 장편한외과는 당일에 대장내시경이 가능하므로, 항문 출혈에 대해 걱정이 많으신 분들께서 당일에 대장내시경을 하기 위해 많이 찾아오십니다. 지금 당장 결과를 확인하고 싶은, 자신이 대장암이나 직장암이 아니라는 것을 확인하고 싶은 분들이 많이 찾아오십니다. 수원뿐만 아니라 타지방(서울, 부산, 광주, 제주 등)에서 오셔서 당일에 대장내시경을 하시는 분들이 많으십니다.

항문 출혈의 또 다른 원인은 무엇인가요?

항문에서 피가 나는 원인은 치질이 제일 흔하고, 그다음으로 흔한 것은 치열입니다. 치열은 항문 점막이 찢어지는 것입니다. 그 이외에도 대장에 염증성 장질환이 있는 경우에도 출혈이 흔합니다. 특히 궤양성 대장염이면 찐득찐득한 분비물과 출혈이 동반되는 경우가 자주 있습니다. 대장 게실, 혈관 이형성증, 위궤양이나 십이지장궤양이 있는 경우에도 출혈이 있을 수 있습니다.

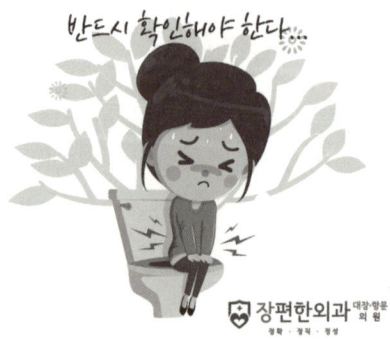

항문 출혈 시 어떻게 해야 하나요?

항문에서 피가 나면 대부분 걱정하며 병·의원에 찾아오시는데 이는 굉장히 현명한 행동입니다. 피가 나는 것을 결코 내버려 두지 마시고 꼭 병·의원에 찾아가셔서 진단을 받아야 합니다. 암처럼 중한 병이 아니라 치질이라 하더라도 일단 진단을 받고 치료를 하면 몸도 마음도 편안해지기 때문입니다. 치질은 반드시 수술해야 하는 것이 아니라 약과 연고 치료로도 많이 좋아지므로 미리 걱정하실 필요는 없습니다.

그리고 강조하고 싶은 것은 '자신의 대변을 확인할 필요가 있다.'라는 점입니다. 자신의 대변을 보지 않는 분이 많은데, 일주일에 한 번 정도는 대변을 체크한 뒤 '출혈이 있는지', '점액질의 분비물이 있는지' 등을 확인하는 습관이 필요합니다.

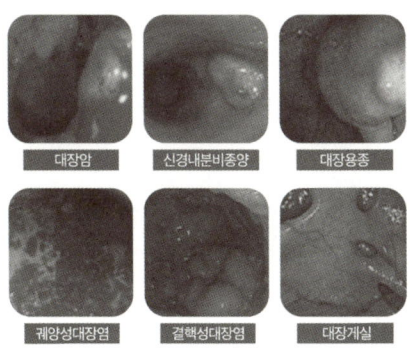
대장내시경으로 진단 가능한 질환들

1. 항문 증상
3. 항문 돌출

항문에 혹이 만져지는데 이유가 뭘까요?

장편한외과에 찾아오시는 분들께서 '항문에 혹이 났어요.'라고 하시는 경우가 참 많습니다. 치질 때문에 튀어나온 것을 '혹'이라고 표현하는 때도 있고, 항문농양이 생겨서 부풀어 오른 것을 '혹'이라고 표현하는 때도 있습니다. 치루가 생겨서 고름이 터지기 직전에 뾰루지처럼 생긴 것도 '혹'이라고 표현하고, 대장용종처럼 항문용종이 생긴 경우에도 '혹이 났다.'고 표현합니다. 항문 주위에 지방종처럼 뭉쳐서 생긴 것 또한 '혹이 났다.'고 표현합니다.

따라서 환자분께서 "항문에 혹이 났어요. 이게 뭔가요?"라고 질문하셨을 때, 그 혹이 정확히 무엇인지를 곧바로 대답할 수 있는 의사는 없을 것입니다. 의사로서는 환자분이 그렇게 질문하셨을 때 고려해야 하는 질환이 매우 많기 때문입니다. '혹'은 직접 보지 않고서는 진단을 내릴 수 없습니다.

항문에 혹이 만져진다면 어떻게 해야 하나요?

만약 혹이 만져진다면 가까운 대장항문 전문의원으로 찾아가셔야 합니다. 장편한외과처럼 대장항문질환을 전문으로 보는 병·의원이 아니거나, 경험이 많지 않은 의사가 진찰하면 감별진단이 잘 안 되는 경우가 있기 때문입니다. 심지어 치루인데 치핵이라고 하거나, 항문농양이 동반된 치루인데 치루를 발견하지 못하고 항문농양 수술만 하는 경우도 있습니다. 그러니 경험이 있고 실력이 있는 의사를 찾아가서 항문에 만져지는 '혹'이 무엇인지 확실하게 진단받은 뒤, 그 병에 맞는 치료를 받는 것이 중요합니다.

물론 '혹'이라고 말씀하실 때 가장 흔한 경우는 치핵입니다. 다행히 치핵은 꼭 수술할 필요가 없으니 너무 걱정하지 않으셔도 됩니다. "병·의원에서는 치핵을 무조건 수술하라고 해. 그러니까 안 가. 가봤자 수술하라고 할 게 뻔하잖아."라고 말씀하는 분들도 계시지만 꼭 그런 병·의원만 있는 것이 아닙니다. 그러니 처음부터 걱정도 말고, 방치도 말고, 증상이 있으면 정확하고 정성을 다하는 병·의원에 찾아가셔서 진료받는 것을 추천 드립니다.

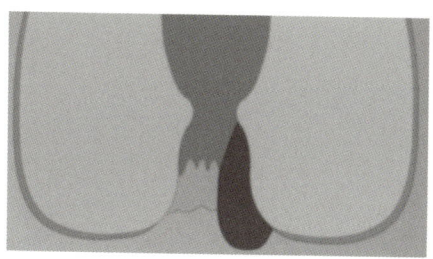

항문질환

1. 항문 증상
4. 항문 간지럼증

항문이 가려운 이유는 무엇인가요?

항문 주변의 가려움증은 매우 다양한 원인에 의해 발생합니다. 항문에 환기가 안 되거나 항문이 청결하지 않은 경우, 커피 등의 음식 섭취, 비누의 사용, 다양한 질환 등이 원인이 됩니다.

대부분 항문소양증은 무른 변을 주로 보거나, 변을 자주 보거나, 변이 새는 분이나 커피를 많이 드시는 분에게서 흔합니다. 그 외의 다른 원인으로는 치질같은 항문질환, 콘딜로마라고 하는 바이러스성 항문질환이나, 칸디다와 같은 진균 감염, 항문 주변 세균 감염, 접촉성 피부염 등이 있습니다.

항문소양증 검사는 어떻게 이루어지는 건가요?
혹시 '자가진단'도 가능한가요?

'자가진단'만으로는 정확한 진단을 할 수 없고, 항문질환 때문에 가려운 것인지 피부질환 때문에 가려운 것인지 그 외의 원인으로 가려운 것인지 알 수 없습니다.

항문소양증은 다양한 원인 때문에 생길 수 있으므로 원인을 찾는 것이 중요한데, 항문질환 때문에 가려운 경우에는 직장수지검사, 항문경 검사, 항문 초음파 검사를 통해 치핵, 치열, 치루, 항문농양이 동반되었는지 확인할 필요가 있습니다.

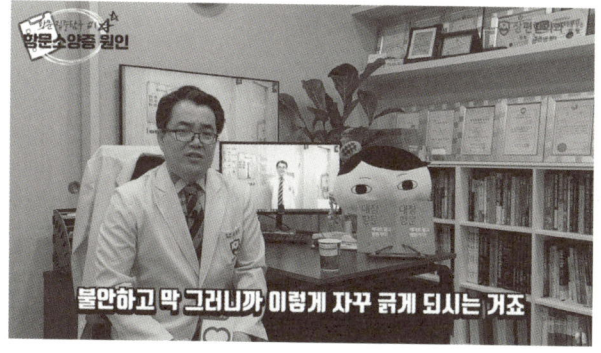

▶ 항문소양증

항문소양증은 어떻게 치료하나요?

단순히 항문소양증만 있는 경우라면 생활습관 교정만으로도 호전될 수 있습니다. 더불어 약과 연고 사용으로 상당한 증상 호전을 기대할 수 있습니다. 하지만 다른 항문질환이 원인이 되어 발생한 항문소양증은 그 원인이 되는 질환을 반드시 교정해야 합니다.

특발성 항문소양증일 때는 유발 음식을 먹지 않거나, 연고를 바르는 것만으로도 좋아질 수 있습니다. 다만 호전까지는 상당한 시간이 걸릴 수 있어 인내심이 필요합니다. 대개 스테로이드 연고를 사용하면 상당히 빠른 속도로 증상이 개선될 수 있습니다.

항문소양증을 유발하는 다른 질환을 동반한 경우라면, 그 원인 질환이 치료되지 않는 한 언제든 항문소양증이 발생할 수 있습니다. 그래서 원인 질환이 무엇인지 정확히 아는 것이 중요합니다. 따라서 항문소양증을 유발하는 원인 질환을 치료하는 것이 가장 우선순위입니다.

다만 항문이 가려운 증상 그 자체에 대해서는 수술하지 않아도 됩니다. 항문소양증을 유발하는 다양한 유발 원인을 일상생활에서 배제하는 것이 중요한 치료입니다. 당뇨나 간 질환으로 인해서 항문소양증이 유발되기도 하므로, 이때는 당뇨나 간 질환을 치료할 필요가 있습니다. 그리고 알레르기를 유발하는 항원으로 작용하는 음식물들을 섭취하지 않도록 하는 것도 필수적입니다.

항문소양증은 완치 가능한가요?

항문소양증은 굉장히 어려운 질환입니다. 정확히 말하자면 질환이라기보다는 '증후군'이라고 얘기할 수 있는데, 매우 다양한 원인이 있기 때문입니다. 그중 항문질환 때문에 생기는 항문소양증은 완치될 수 있습니다.

항문소양증은 상태에 따라서 치료 방법이 달라지나요?

원인에 따라 치료 방법이 달라집니다. 특히 증상의 경중에 따라 치료 방법이 크게 달라집니다.

처음에는 스테로이드가 포함되어 있지 않은 연고를 사용하는데, 증상이 심하면 스테로이드가 포함된 연고를 사용합니다. 그래도 너무 심하면 스테로이드가 조금 더 많이 포함된 연고를 사용하기도 합니다.

또한, 원인에 따라서 치료를 다르게 해야 하므로 원인에 맞는 치료가 중요합니다.

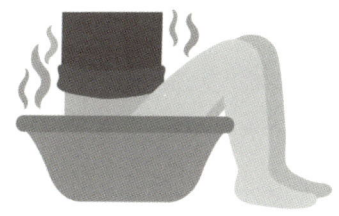

항문소양증이 있을 때 어떤 음식을 조심해야 하나요?

항문 피부에 알레르기를 유발하는 항원으로 작용하는 음식물들을 섭취하지 않도록 해야 합니다. 항문소양증은 주관적인 증상에 기반을 둔 질환이기 때문에, 특정 음식을 규정하는 것이 어려운 경우가 많으나, 특히 커피 등 카페인 음료를 피해야 합니다.

이미 다양한 연구를 통해 카페인은 항문소양증을 유발하는 중요한 원인으로 널리 알려져 있습니다. 커피나 홍차, 탄산음료, 에너지 드링크 등이 대표적입니다. 더불어 상대적으로 덜 알려진 유발 원인인 맥주나 포도주 같은 발효 혼합 알코올성 음료도 가려움증을 유발할 수 있습니다. 또한, 우유를 포함한 유제품도 가려움증을 유발하는 것으로 알려져 있습니다.

항문소양증 치료를 위한 생활요법은 무엇인가요?

항문소양증을 유발하는 식품류를 중단하는 것이 가장 확실한 방법입니다. 더불어, 의식적으로든 무의식적으로든 항문을 긁지 않도록 노력하는 것이 필요합니다. 또한, 항문 청결을 위한 관리에도 세심한 주의가 필요합니다.

항문을 긁는 행위는 항문 피부를 탈색시키고, 항문 주변의 상처를 유발하거나, 치열을 유발하거나, 이차적인 항문 주위 피부감염을 유발할 수 있습니다. 그리고 그것이 다시 항문 감염성 질환을 초래하기도 합니다.

더불어 지나치게 관리가 안 되는 것도 문제가 되지만, 너무 깨끗하게 관리하기 위해 노력해도 문제가 됩니다. 너무 열심히 항문 부위를 닦아내거나, 비누나 청결제 등으로 닦아내는 것도 항문 피부 손상을 유발할 수 있어서 항문소양증을 악화시킬 수가 있기 때문입니다. 불가피한 경우가 아니라면 비누나 세정제를 사용하지 않고, 좌욕 등을 통해 맹물로만 씻어내는 것을 권고합니다.

그리고 비데의 사용이 항문 상처를 악화시켜 항문소양증을 악화시킨다는 보고도 있는 만큼, 항문소양증이 심하고 항문 상처가 있는 경우에는 비데의 사용보다는 좌욕하는 것을 더 권고하며, 비데를 사용할 때도 수압을 약하게 하거나 엉덩이를 틀어서 항문에 직접 강한 물줄기가 닿지 않도록 하는 것도 방법이 됩니다.

또한, 항문이 습하지 않게 관리해야 하며, 너무 꽉 끼는 옷은 피하는 것이 좋고, 면 소재 속옷도 도움이 됩니다.

항문질환 2

치질(치핵)

1. 치핵, 치루, 치열
2. 치핵 증상 및 원인과 진단
3. 치핵 치료
4. 치핵 수술 합병증
5. 치핵 예방

2.치질(치핵)
1. 치핵, 치루, 치열

'치질', '치핵', '치루', '치열'은 다른 질환인가요?

'치질', '치핵', '치루', '치열'의 넷 중에 '치질'이 제일 큰 개념입니다. 항문에 발생한 질환을 통틀어서 '치질'이라고 합니다. 치질의 '질'이 '병 질(疾)' 자임을 생각하면 쉽게 이해할 수 있습니다.

치질 중에 가장 흔한 것이 '치핵'입니다. 치핵의 '핵'은 '씨앗 핵(核)' 자입니다. 씨앗과도 같은 것이 툭 튀어나온다고 생각하면 쉽습니다. 항문에 생기는 질환 중에 90% 이상이 치핵이어서 대부분 '치질'과 '치핵'을 동의어로 쓰는 경우가 많습니다. 하지만 엄밀히 말하자면 치질은 치핵뿐만 아니라 항문에 생기는 다른 질환도 포함한 개념입니다.

치루는 치핵보다는 드물지만, 치핵보다 훨씬 더 중요한 병입니다. 치루의 '루'는 '샘 루(漏)' 자입니다. 치루는 항문샘에 염증이 생겨 길이 만들어지면서 주위로 염증 분비물과 고름이 번지는 병입니다. 치핵은 반드시 수술해야 하는 병이 아니지만, 치루는 반드시 수술해야 하는 병입니다.

치열의 '열'은 '찢을 열(裂)' 자입니다. 찢어지거나 베인 상처를 한자로 '열상(裂傷)'이라고 하는 것처럼 항문 점막이 찢어진 것을 치열이라고 합니다. 항문 점막은 매우 약해서 굵거나 딱딱한 대변이 나오다 보면 찢어지게 됩니다. 고기를 많이 먹거나, 물을 안 마시거나, 다이어트약을 복용하면 굵거나 딱딱한 대변을 볼 수 있습니다. 또는 혈관 덩어리인 치핵이 찢어지는 예도 있습니다. 그리고 항문괄약근의 힘이 강한 분들이 필요 이상의 힘을 주면 찢어지는 예도 있습니다. 그래서 치열은 반복되기 쉽습니다. '찢어졌다가 아물었다가, 찢어졌다가 아물었다가' 하는 것입니다.

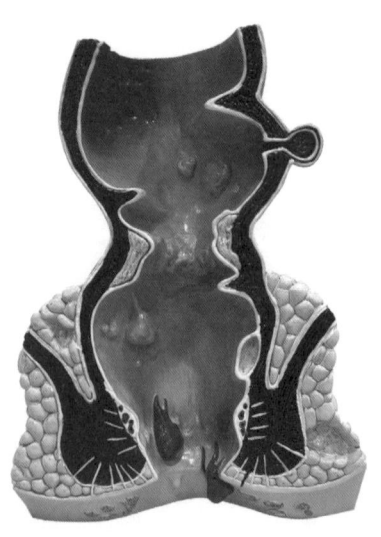

다양한 항문질환을 진단할 때 주의해야 할 점은 무엇인가요?

항문질환은 증상만으로 질환을 진단해서는 안 됩니다. 인터넷에 너무 많은 정보가 있다 보니 인터넷 정보만으로 판단하여 오진하는 경우도 많습니다. '피가 나는데 통증이 없으면 치질', '피가 나는데 통증이 있으면 치열', '고름이 나오면 치루'처럼 증상만으로 오판해서는 안 되는 것입니다.

다양한 인터넷 정보로 의료소비자들의 건강 지식이 높아지는 것은 좋습니다. 하지만 단순한 의학 정보만으로 진찰 없이 진단을 내리는 것은 매우 위험한 행동입니다.

저는 '대장항문외과 세부전문의'가 되는 데 16년이 걸렸습니다. 그리고 그로부터 또 10년 이상 많은 경험을 한 후에야 장편한외과를 개원하여 여러분과 만나 뵙고 있습니다. 그런 저마저도 항문 출혈이나 항문 통증 등의 증상이 있을 때, 검사를 해 보지 않고 정확하게 진단을 하는 것은 불가능합니다. 건강 지식에 관심을 많이 가지는 것은 분명 좋은 일이지만, 그 모든 것은 참고만 하시고 자가진단을 하지 않기를 바랍니다. 또한, 어떠한 증상이든 가벼이 여기지 않고 병·의원에 찾아가서 진단을 받는 것이 가장 효율적이고 바람직함을 말씀드립니다.

치질의 치료 방법은 수술밖에 없나요?

치핵과 치열은 웬만하면 수술할 필요가 없고, 치루와 항문농양은 무조건 수술해야 합니다. 물론 의사마다 의견이 다르고, 질환의 진행 정도에 따라 다를 수 있습니다.

제일 분명한 것은 치루와 항문농양은 무조건 수술해야 한다는 것입니다. 이는 빠르면 빠를수록 좋습니다. 짧은 시간에 심해지는 예도 있기 때문입니다.

치루는 빨리 수술해야 하는 이유가 무엇인가요?

우선 치루 수술을 빨리해야 하는 이유는 내버려두면 단순 치루가 복잡 치루로 진행될 수 있기 때문입니다. 치루는 염증 때문에 샛길이 생겨 염증 분비물이나 고름이 주위로 번지는 질환입니다. 그 샛길이 하나인 것을 단순 치루, 여럿인 것을 복잡 치루라고 합니다. 나뭇가지가 갈래갈래 갈라져 여러 개의 가지가 되는 것처럼 시간이 지나면 단순 치루가 복잡 치루로 악화합니다. 단순 치루는 수술하기도 편하고 변실금 같은 합병증이 적으며 재발 우려도 낮지만, 복잡 치루는 그렇지 않습니다. 따라서 치루는 악화되기 전에 수술해야 합니다.

종종 고름이 터져 나오면 증상이 없어지기 때문에 치루가 완치되었다고 오해하는 경우도 있습니다. 고름이나 분비물이 한 번 나온 뒤에는 아프지도 않고, 피도 안 나오고, 진물도 안 나올 수 있기 때문에 다 나은 것으로 오해하시는 것입니다. 하지만 치루의 샛길은 여전히 남아 있습니다. 이 샛길을 내버려두면 악화되어 복잡 치루로 진행될 수 있기에 치루는 무조건 수술을 해야 합니다. 또한, 빨리 수술해야 합병증이 적어집니다. 그래서 저는 당일에 수술하자고 권유 드립니다. 만약 일정상 당일에 수술할 수 없다면 빠른 일정을 정해서 수술하자고 권유 드립니다. 갑자기 악화되는 경우도 있기 때문입니다.

또한 치루는 내버려두면 암이 될 수 있습니다. 물론 단시간에 암이 되는 것은 아닙니다. 몇 년간 방치했을 때 암이 될 수 있다는 것입니다. 하지만 1%의 가능성이라 할지라도 암이 될 수 있는 것이 치루이기에 반드시 수술하는 것이 좋습니다.

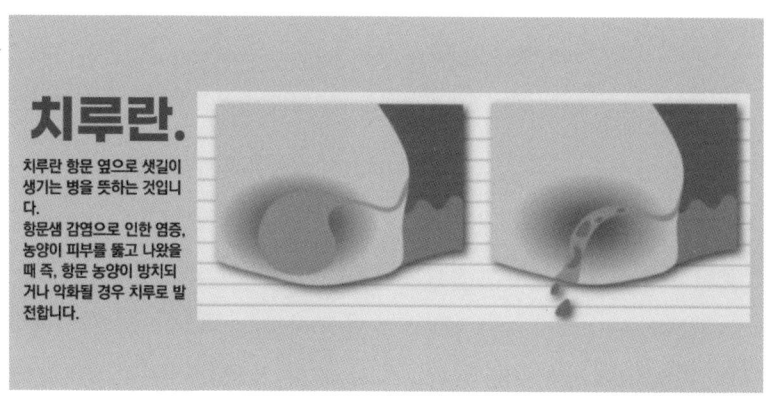

치핵과 치열은 웬만해서는 수술하지 않아도 되나요?

저는 두 가지 경우를 제외하고는 치핵 수술을 권유 드리지 않습니다. 많은 분이 '항문외과에 가면 치핵을 무조건 수술해야 한다고 말하는 거 아니야?'라고 오해하십니다. 하지만 요즘은 항문외과 의사 중에서도 치핵 수술을 무조건 권유하지 않는 의사가 늘어나고 있습니다. 저 또한 마찬가지입니다.

내치핵은 1기부터 4기까지로 나누는데 3기 이상이 되면 수술하라고 교과서에는 쓰여 있습니다. 그러나 저는 증상이 없거나, 불편하지 않거나, 합병증이 없으면 치핵 수술을 권하지 않습니다. 혈전이나 출혈이 과해져서 빈혈이 생기는 합병증이 생기면 저도 수술을 권유 드립니다. 또한, 너무 불편해서 일상생활이 힘들다고 할 때도 수술을 권유 드립니다. 그러나 그렇지 않으면 약과 연고를 쓰고 좌욕을 추천합니다.
그리고 치핵 약도 병·의원에서 의사 처방 후에 구매하면 보험급여 혜택이 되어 경제적으로도 유리합니다. 비급여로 비싼 가격으로 약을 사드실 이유가 없습니다. 그러니 병·의원을 너무 멀리하지 말고 잘 활용하기를 바랍니다.

치열도 저는 수술을 권유 드리지 않습니다. 치열은 항문 점막이 찢어지는 것인데, 연고를 바르고 약을 드시면 호전되는 경우가 많습니다. 치열의 대부분이 급성 치열인데, 급성 치열은 대부분 약과 연고로 좋아집니다. 저는 '파사렉트'라는 연고가 나온 뒤부터는 만성 치열까지도 수술보다 우선해서 연고 및 약물치료를 권유 드립니다. 물론 만성 치열이 굉장히 깊거나 여러 가지 연관된 증상이 나타날 때는 수술까지도 생각해야 합니다.

마지막으로 강조 드리고 싶은 것은 의사마다 의견이 조금씩 다르다는 것입니다. 저의 의견과 다르게 이야기하는 의사도 있다는 것을 다시 한번 말씀드립니다.

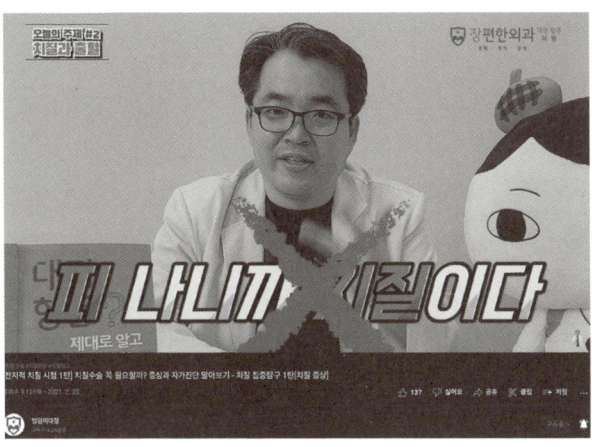

2.치질(치핵)

2. 치핵 증상 및 원인과 진단

치질(치핵)의 증상은 무엇인가요?

치핵의 가장 흔한 증상은 출혈이고, 두 번째는 무엇인가가 튀어나오는 탈출, 세 번째는 간지러움, 그다음은 (합병증이 생기면 발생하는) 통증입니다.

항문 출혈의 제일 흔한 원인은 바로 치핵입니다. 항문에서 피가 나면 치핵일 가능성이 제일 많으므로 피가 난다고 해서 너무 걱정하실 필요는 없습니다. 물론 출혈의 원인을 확인하는 것이 필요합니다.

두 번째로 치핵은 이름으로도 알 수 있듯이 '무엇인가가 핵처럼 튀어나오는' 증상이 많습니다. 특히 여성분들은 임신 및 출산 후 악화되는 경우가 흔합니다. 변비나 배변 습관 때문에 치핵이 악화할 때도 많습니다. 그 외에도 과음이나 무리한 운동 후에 치핵이 악화하는 경우가 흔합니다.

세 번째로 흔한 치핵의 증상은 간지러움입니다. 생각보다 치핵 때문에 간지러운 경우가 많습니다. 달리 말하자면 치핵을 치료하면 항문의 간지러움이 좋아지는 경우가 많습니다. 항문이 간지러운 것을 '항문소양증'이라고 하는데, 치료가 무척이나 어렵습니다. 피부과 등을 다녀도 좋아지지 않다가 치핵을 치료하면 좋아지는 경우가 생각보다 자주 있습니다.

네 번째로 치핵의 증상은 통증입니다. 치핵은 원래는 안 아프지만, 합병증이 생기거나 혈전이라는 문제가 생기면 통증이 생기게 됩니다. 그래서 "이전부터 뭔가가 튀어나와 있었는데 갑자기 아파졌어요."라며 찾아오시는 분들은 치핵의 합병증으로 혈전이 생겼을 가능성이 있습니다.

치핵의 원인은 무엇인가요?

첫 번째 원인은 배변 습관입니다. 변을 볼 때 변이 안 나온다며 엄청나게 힘을 주는 분들이 있습니다. 또한, 치핵에 제일 안 좋은 습관 하나를 꼽으라면 '화장실에서 변기에 앉아 핸드폰을 보는 것'입니다. 핸드폰은 절대 화장실에 들고 가지 말아야 합니다.

두 번째 원인은 과음입니다. 술을 마시면 치핵이 심해집니다. 과음한 다음에 통증이 느껴지면 혈전이 생겼을 가능성이 있습니다. 게다가 과음한 다음에 피가 난다면 치핵이 악화되었을 가능성이 큽니다. 술과 치핵은 떼려야 뗄 수 없는 사이이므로 치핵을 예방하기 위해서는 술을 멀리하셔야 합니다.

세 번째 원인은 임신 및 출산입니다. 임신하면 복압이 증가하여 항문 쪽에 하중이 걸리기 때문에 치핵이 생기고, 출산으로 인해 치핵이 심해집니다.

네 번째 원인은 변이 딱딱한 경우입니다. 변이 딱딱하면 치핵이 심해질 수 있습니다. 변비가 있는 분, 채식보다 육식을 많이 하시는 분, 다이어트 한다고 음식을 적게 드시는 분, 물을 많이 안 드시는 분 등은 변이 딱딱해지고, 치핵이 악화할 수 있습니다.

다섯번째 원인은 너무 오래 서 있거나, 너무 오래 앉아있는경우입니다. 같은 자세를 지속하면 치핵이 악화될 수 있습니다.

마지막으로 피곤하거나 무리한 운동을 한 경우에 치핵이 발생하거나 악화할 수 있습니다.

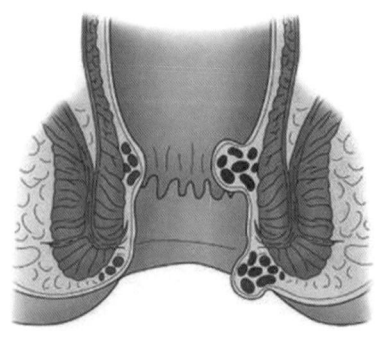

치핵도 종류가 여러 가지인가요?

치핵은 발생하는 위치에 따라 항문 바깥쪽에 생기는 외치핵과 안쪽에 생기는 내치핵으로 나누어지게 되며, 내치핵은 심한 정도에 따라 1기부터 4기까지 나누어지게 됩니다.

치핵은 '직장의 아랫부분부터 항문에 걸쳐 존재하는 혈관 뭉치(정맥총) 및 조직들이 꽈리 모양으로 부풀거나 과도한 힘주기 등으로 주변의 점막하 조직의 지지력이 약화하여 혈관 및 점막 조직들이 항문 바깥쪽으로 밀려 내려와 형성되는 것'을 말합니다.

치핵은 발생하는 위치에 따라 항문의 안쪽 점막과 바깥쪽의 피부가 만나는 치상선을 기준으로 외치핵, 내치핵, 혼합치핵(외치핵과 내치핵이 함께 있는 경우)으로 구분됩니다.
이 중에서 내치핵은 다시 4단계로 구분할 수 있습니다. 1기 내치핵은 가끔 출혈만 있는 정도입니다. 2기 내치핵은 변 볼 때 밀려 나오는 덩어리가 배변 후 저절로 들어가는 상태입니다. 3기 내치핵은 변을 보고 나서 손으로 밀어 넣어주어야 밀려 나오는 덩어리가 안으로 들어가는 상태입니다. 4기 내치핵은 튀어나온 덩어리가 손으로 밀어 넣어도 들어가지 않는 경우입니다.

치핵의 진행단계

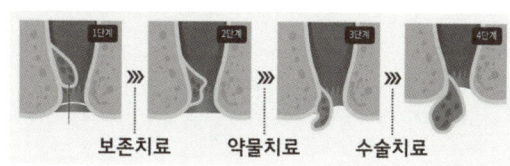

치질 수술 전 필요한 검사는 어떤 것이 있나요?

병력 청취, 직장수지검사, 항문경 검사, 항문 초음파 검사 등으로 정확한 진단을 한 후 추가로 대장내시경, 항문압 검사, 배변조영술 등이 필요할 수도 있습니다.

병력 청취란 환자가 호소하는 증상 및 주 증상과 함께 동반되는 증상들이 무엇이며, 증상이 시작된 시기, 증상의 양상, 증상이 지속한 기간, 증상이 갈수록 심해지는지 등에 관해 확인하는 것입니다.
그리고 치핵 병변의 범위나 심한 정도 등을 파악하기 위해 병변의 주위를 눌러보거나 안쪽을 만져보는 직장수지검사를 한 뒤, 항문 안쪽을 확인하기 위해 항문경 검사와 항문 초음파 검사를 합니다. 이러한 여러 가지 검사를 시행한 결과 항문 이외 부위 또는 항문 안쪽 깊은 곳의 질환이 의심될 경우에는 추가로 대장내시경, 항문압 검사, 배변조영술 검사 등을 시행하기도 합니다.

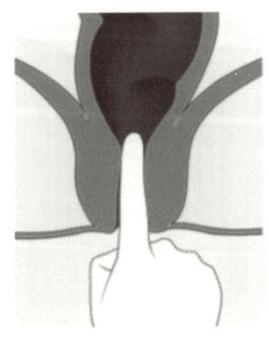

치질 수술을 하기 전에 꼭 대장내시경을 해야 하나요?

대장암의 가족력이 있거나 대장내시경을 한 번도 받아보지 않은 35세 이상인 경우, 심한 설사나 복통, 체중감소, 배변 습관의 변화 등의 동반 증상이 있는 경우에는 대장내시경을 받아보시는 것이 좋습니다.

대장내시경은 대장에 용종이나 종양, 염증 등의 이상이 있는지 확인하고, 이상이 있는 경우 조직검사를 하거나 용종을 제거하는 치료도 가능한 비교적 안전하고 정확한 검사입니다.

치질을 진단할 때 항문경 검사를 시행하지만 이러한 항문경 검사는 항문 부근의 직장 일부만을 관찰합니다. 더 안쪽 깊은 곳에 문제가 있는 경우에는 대장내시경을 해야만 진단이 가능한 경우가 많습니다. 심한 출혈이나 심한 통증 등으로 응급으로 치질 수술을 받게 되어 수술 전 대장내시경을 시행하지 못한 경우에는 수술 이후라도 대장내시경을 받아보는 것이 좋습니다.

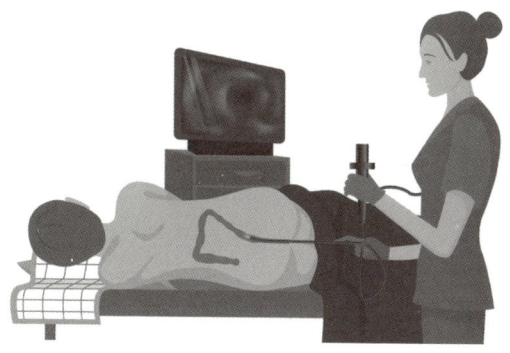

치질 진단을 위해 항문 초음파 검사가 필요한가요?

수술 전 항문 초음파 검사를 해서 치질 이외에 동반되는 염증, 항문농양, 치루 등의 문제가 있는지 확인합니다. 그리고 항문괄약근이 괜찮은지 확인하고 특별히 신경 써야 할 만한 문제가 있는지 미리 파악합니다.

특히 항문농양이나 치루 같은 경우는 병변의 심한 정도나 병변이 진행하는 방향, 깊이 등에 따라 수술 방법 자체가 달라질 수 있습니다. 따라서 치핵 수술을 하기 전에는 반드시 항문 초음파 검사로 병변의 위치나 심한 정도, 수술 시 문제가 생길만한 다른 질환이나 상태 등을 확인하고 수술을 하는 것이 바람직합니다.

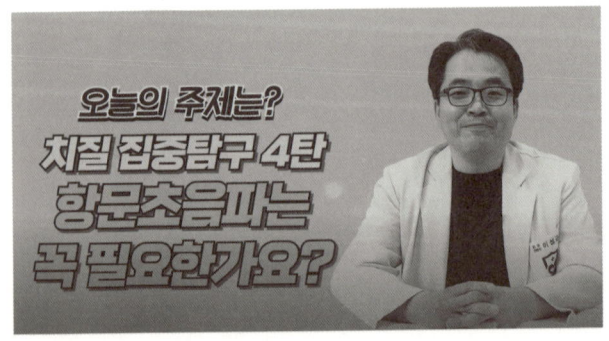

2.치질(치핵)
# 3. 치핵 치료

Q1
치핵은 반드시 수술해야 하나요?

치핵은 반드시 수술해야만 하는 병은 아닙니다. 합병증이 없거나 불편하지 않다면 관리하시면 됩니다. 관리 방법은 좌욕, 약, 연고 등이 있습니다. 대부분 약과 연고를 사용하고, 휴식하고, 과음하지 않고, 배변 습관을 교정하고, 좌욕을 많이 하면 좋아지는 경우가 많습니다.

치핵은 합병증이나 혈전이 생기면 아프고, 그렇지 않으면 안 아픕니다. 그러니 항문 통증이 있으면 일단 병·의원에 가서서 아픔의 원인이 치핵 때문인지 아닌지를 확인해야 합니다. 항문 통증의 원인에서 치핵이 차지하는 비율은 그렇게 높지 않습니다. 만약 정말로 아픈 원인이 치핵 때문이라면 혈전이 있다는 의미입니다.

혈전은 갑자기 악화되는 경우가 있으므로 마냥 안심할 수만은 없습니다. 그래서 저는 혈전이 크다 싶으면 절대 좌시하지 않습니다. 갑자기 악화되는 예도 있기 때문입니다. 그런 경우에는 수술을 합니다. 치핵이 아프다는 것은 합병증이 생겼다는 것인데, 심해지기 전에 조치하는 것이 옳다고 생각합니다.

치핵 수술을 해야 하는 두 번째 경우는 치핵 때문에 불편한 경우입니다. 튀어나온 것을 손으로 자꾸 밀어 넣는 것이 불편한 경우에는 저도 수술을 권유 드립니다. 또는 치핵 때문에 너무 간지러워서 잠을 설칠 정도거나, 출혈이 지속하여 생활이 불편하다면 수술을 권유 드립니다. 그리고 임신 계획이 있는데 임신 중에 치핵이 악화할 것으로 예상될 때도 수술을 권유 드립니다.

임신 계획이 있는 경우
치핵 수술은 언제 하는 것이 좋은가요?

치핵이 있는데 임신 계획이 있다면 수술은 임신 전에 받는 것이 좋습니다. 치핵은 임신과 분만 중에 특히 심해질 수 있습니다. 임신 시에는 증가한 복압과 체중 및 혈액량의 증가, 프로게스테론 호르몬에 의해 장운동이 저하되어 변비가 생기고 치핵이 악화할 수 있습니다. 또한, 분만 중에 생기는 엄청난 압력으로 임신 중 심해진 치핵이 갑자기 빠져나오거나 심할 경우 혈전을 형성하여 극심한 고통을 유발하는 때도 있습니다.

임신 이전에 치핵이 있었던 산모의 경우 임신 중 탈출이나 혈전 등의 심각한 증상을 유발할 가능성이 있으며, 분만 후 시간이 지나도 완전히 가라앉지 않고 이전보다 증상이 심해지는 경우가 대부분입니다. 따라서 임신 준비 중인 여성분은 미리 진료를 보아 수술이 꼭 필요한 경우라면 될 수 있는 대로 임신 전에 수술을 받은 후 치질에 대한 위험성을 줄인 상태에서 임신을 준비하는 것이 바람직합니다.

고령인데 치핵 수술을 해도 되나요?

치핵 수술은 큰 합병증이 생길 가능성이 낮은 수술입니다. 따라서 치핵이 심한 경우 고령이라도 치핵 수술을 받는 것이 좋습니다.

치핵이 심해서 출혈이 지속해서 발생하는 경우, 혹은 치핵에 혈전이 생겨 통증이 심한 경우, 감돈되어 괴사하는 경우 등은 수술을 피할 수 없습니다. 이러한 문제가 생길 때는 고령이라고 미루기보다는 조금이라도 빨리 수술 받는 것이 더욱 안전합니다. 따라서 치질이 있으면 고령이라고 하더라도 수술을 하는 것이 좋을지 약물치료를 유지하는 것이 좋을지 정확한 판단을 위해 병·의원에 방문하시어 진료를 받는 것이 바람직하겠습니다.

소아 치핵도 수술이 필요한 때도 있나요?

소아 환자에서 수술이 필요한 치핵은 드물지만, 수술이 필요하다면 수술하시면 됩니다.
소아에서는 혈전성 외치핵이 발생하는 경우가 간혹 있으며, 대부분 좌욕하고 연고만 발라도 좋아지는 경우가 많지만, 혈전이 아주 심해 통증이 심하다면 수술을 고려하기도 합니다.

소아의 항문질환은 성인보다 더 진단하기가 어렵고 조기에 적극적으로 치료해 주는 것이 중요하기 때문에 미루지 말고 병·의원에 방문하시어 정확히 진단하고, 적절한 치료 시기를 놓치지 않도록 하는 것이 중요하겠습니다.

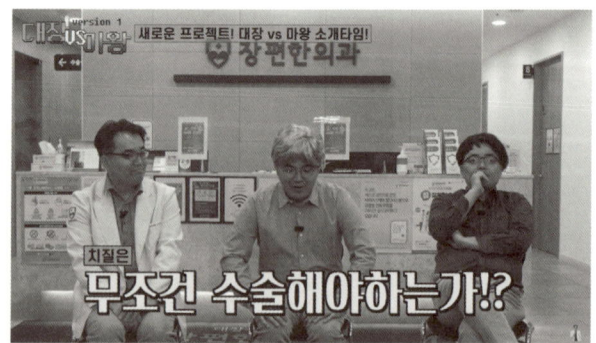

치핵의 수술 방법은 어떤 것이 좋은가요?

치핵의 수술법은 '100가지 치핵이 있으면 100가지 치핵 수술법이 있다.'라고 얘기할 만큼 다양하며, 의사마다 각기 다릅니다. 최근에 인기를 얻고 있는 수술 방법도 있고, 전통적으로 옛날부터 해 오던 수술 방법도 있습니다.

특히 '치핵 수술'이라고 포털 사이트에 검색하면 많은 병·의원들이 마케팅적으로 자신들이 사용하는 수술 방법이 좋다고 광고하고 있습니다. 그중에서도 일부 병·의원에서는 '이것이 최신의 치핵 수술이다.'라는 식으로 선전하고 있습니다. 하지만 이에 대해서는 의사들 사이에서도 견해차가 있습니다. 어떤 병·의원에서는 '원형자동문합기'라는 방법으로만 수술하는 곳도 있습니다. 일부 병·의원에서는 '리가슈어'라는 레이저 장비를 이용하여 수술하는 곳도 있습니다. 한때는 '경화요법'이라는 것이 유행한 적도 있었습니다. 또는 '고무밴드'로 치핵 부위를 묶어서 치료한 적도 있었습니다. 하지만 지금도 가장 많이 사용되는 방법은 '치핵을 절제하고 봉합하는 수술'입니다.

수술 방법에는 결국 장단점이 있기 마련입니다. 제가 강조하고 싶은 부분은 '수술은 맞춤형으로 해야 한다.'라는 것입니다. 왜냐하면 사람마다 병의 상태, 진행 정도 등이 다르기 때문입니다. 다시 말해 한 가지 수술법만 사용하여 치핵을 수술하는 것은 한계가 있다는 것입니다. 치핵의 상태에 따라 이 사람에게는 특효였던 수술 방법이 저 사람에게는 도움이 안 되는 수술 방법이 될 수도 있습니다. 반대로 저 사람에게는 맞지 않았던 수술 방법이 이 사람에게는 최고의 수술 방법이 될 수도 있습니다.

게다가 치핵 수술 방법은 아직 다른 질환의 수술처럼 정형화되었다고 하기 어렵습니다. 대장암은 수술 방법이 거의 정해져 있습니다. 복강경이냐, 로봇 수술이냐, 개복술이냐 정도의 방식이 달라질 뿐 어디를 어떻게 자르고 어떻게 봉합할 것인가는 거의 정해져 있습니다. 하지만 치핵 수술은 아직 의사마다 의견이 조금씩 다르고 수술 방법의 선택도 다릅니다. 변치 않는 중요한 사실은 '치핵 수술은 치핵의 상태에 맞추어서 하는 것이 좋다.'는 것입니다. 그 판단은 경험 있는 대장항문외과 세부전문의가 하는것이 정확한 것입니다.

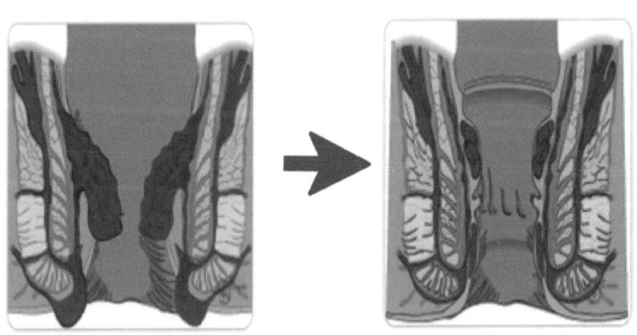

2.치질(치핵)
# 4. 치핵 수술 합병증

치핵 수술의 합병증이 흔한가요?

제가 오랜 시간 동안 대장항문외과 의사로 지내보니 많은 분께서 치핵 수술에 대한 오해들이 있는 것 같습니다. 치핵 수술 합병증 중에 가장 걱정하시는 것은 '변실금'입니다. 그 외에도 출혈, 감염, 항문 협착 등이 있습니다. 하지만 사실 이런 것들은 그렇게 자주 일어나는 것이 아닙니다.

물론 인터넷을 찾아보면 무시무시한 얘기가 너무 많습니다. 치핵 수술을 잘못하면 변이 샌다는 이야기를 어렵지 않게 찾아볼 수 있습니다. '치핵 수술을 잘못하면 변이 샌다고? 나 벌써 기저귀 차고 살면 어떻게 하지?'라는 걱정을 할 수밖에 없을 정도입니다. 하지만 저는 치핵 수술을 할 때 절대 항문괄약근을 절제하지 않습니다. 치핵 수술할 때 괄약근이 손상되지 않으면 변실금은 절대 생기지 않습니다.

두 번째로 항문 협착이 생길까 봐 걱정하는 분들이 계시는데 이 또한 실력 있는 의사에게 수술을 받으면 거의 생기지 않습니다. 치핵을 너무 과하게 전부 다 제거하다 보면 항문 협착이 생길 수 있으나, 경험이 있는 의사에게 수술을 받으면 그런 일이 거의 생기지 않습니다. 그러니 너무 걱정하지 않으셔도 됩니다.

치핵 수술로 어떤 합병증이 생길 수 있나요?

수술 후 통증, 출혈, 피부 꼬리, 염증, 농양 등이 생길 수는 있으나 장기적으로 후유증을 유발할 만한 합병증이 생길 가능성은 드뭅니다.

치핵 수술을 할 때 항문괄약근을 절제하지 않는다면 항문의 힘이 약해지거나 그로 인해 변이 새는 증상이 생기기는 어렵습니다. (일부 의사 선생님들은 치핵 수술을 할 때 괄약근을 절제하는 경우도 있으니 사전에 확인이 필요합니다.) 치핵이 심할 경우 수술 후 초반에 통증으로 인해 항문에 힘을 제대로 주지 못해 변을 참지 못하는 경우는 가끔 있지만, 보통 통증이 좋아지는 2주 무렵이면 대부분 변을 참지 못하는 증상도 좋아집니다.

두 번째, 치핵 수술을 할 때 사용하는 실은 녹는 실이어서, 실이 녹아떨어지는 1~2주경에 대량 출혈이 발생하는 경우가 드물게 있는데, 이때는 응급으로 수술을 해야 하므로 빨리 병·의원에 방문해야 합니다. 하지만 이렇게 응급수술이 필요한 출혈도 극히 드뭅니다.

세 번째, 수술한 상처가 수술 초반에 많이 붓게 되면 부기가 빠지면서 피부가 늘어지는 경우(췌피)도 있습니다. 보통 3~6개월 정도 지켜보면 대부분 가라앉지만, 그 후에도 지저분하게 남아 있다면 대부분 간단하게 국소마취로 제거할 수 있습니다.

이외에도 수술 부위에 염증이 생기거나 농양이 생겨, 항생제 치료를 하거나 간단한 수술 등을 하게 되는 경우도 드물지만 있을 수 있습니다. 하지만 일반적으로 치핵 수술 후 심각한 합병증이 생길 가능성은 매우 적으며, 특히 장기적으로 후유증을 유발할 만한 합병증이 생길 가능성은 극히 드뭅니다.

치핵 수술 부작용으로 변실금이 생길 수 있다는데 그런 일이 흔하게 발생하나요?

변실금이 생기는 원인은 여러 가지가 있는데 항문괄약근을 절제한 경우에는 변실금이 생길 수 있습니다. 하지만 치핵 수술을 하면서 항문괄약근을 절제하지 않는다면 절대 변실금은 발생하지 않습니다. 따라서 치질 수술을 할 때 '항문괄약근 절제술'까지 함께 하는지를 사전에 수술할 의사에게 꼭 물어봐야 합니다.

치핵 수술 후 뭔가 튀어나왔어요. 왜 생긴 거고, 어떻게 하면 되나요?

치핵 수술 후 부어오르는 가장 흔한 경우는 수술 부위 주변이 붓는 경우입니다. 수술 후 초기에 상처가 안정화되는 과정에서 정상적으로 상처 주변이 부풀 수 있습니다. 보통은 이러한 경우에 부기가 빠지기를 지켜보면 대부분 가라앉지만, 초반에 많이 붓지 않도록 좌욕을 자주 해 주고, 항문에 무리가 갈만한 일은 조심하는 것이 좋습니다. 그리고 변비나 설사가 생기지 않도록 조심해야 합니다. 또한, 약물치료도 도움이 됩니다.

또는 치핵이 아주 심한 경우 한 번에 모든 부위의 치핵을 제거하지 못해 남아 있는 부분이 튀어나오는 경우입니다. 한 번에 무리해서 치핵 수술을 하면 항문 협착이 생길 수도 있습니다. 따라서 치핵이 심할 때는 아주 심한 부분을 수술한 뒤 상처가 아물고 나서 필요한 부분을 추가로 수술하는 것이 안전합니다.

수술 후 붓기나 남은 치핵이 부으면 초기에 약물치료를 하는 것이 좋으며, 간혹 외치핵이나 항문농양 등이 새로 생기는 경우도 있으므로 수술 후 완전히 좋아질 때까지는 외래를 정기적으로 다니면서 수술 상처를 확인하는 것이 좋습니다.

치핵 수술 후 항문 협착이 의심되는데 수술을 다시 해야 하나요?

항문 협착은 그렇게 흔하지 않기 때문에 정말로 항문 협착이 맞는지 확인해야 합니다. 보통 치핵 수술 후 0.5% 정도 발생 가능성을 이야기하지만 병·의원마다, 의사마다 차이가 큽니다.

실제로 치핵 수술 후에는 일시적으로 항문이 좁아졌다고 느끼는 경우가 많은데 수술 후 3~6개월이 지나면 좋아지는 경우가 많습니다. 수술 후 일정 기간이 지났음에도 새끼손가락도 안 들어갈 정도로 좁아지는 경우에는 수술이 필요할 수 있는데, 항문확장 수술이 다른 합병증을 유발할 수 있으므로 매우 신중하게 수술 여부를 결정해야 합니다.

항문 협착을 예방하기 위해서는 수술 후 2~3주에 반드시 의사 진찰(직장수지검사)을 해야 하며, 수술 후 대변을 잘 볼 수 있도록 약물치료도 필요합니다.

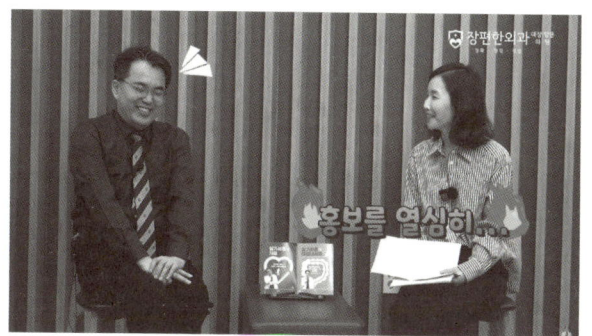

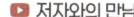 저자와의 만남

2.치질(치핵)
# 5. 치핵 예방

치핵은 어떻게 관리하면 되나요?

첫 번째, 물을 많이 드시고, 과일, 야채, 식이섬유, 유산균 등을 드시면 도움이 됩니다. 변이 딱딱하면 치핵이 악화되는데, 이러한 음식이 변을 무르게 하는 데 도움이 됩니다.

두 번째, 배변할 때도 화장실에서 10분 이상 앉아 있지 않아야 합니다. 배변 시 과도하게 힘을 주는 것은 치핵에 가장 좋지 않은 습관입니다.

세 번째, 과음을 삼가야 합니다. 과음은 치핵의 악화와 합병증 발생의 주요 원인입니다.

네 번째, 좌욕도 아주 좋은 예방법입니다. 좌욕은 하루 3~5번, 따뜻한 물에 엉덩이를 3~5분 정도만 담그고 있는 것입니다. 좌욕할 때는 뜨겁지 않은 미지근한 물(37~40℃)을 사용해야 하며, 소금이나 소독약을 섞지 않은 맹물이면 충분합니다.

다섯 번째, 너무 오랫동안 앉아 있거나 너무 오랫동안 서 있지 않는 것도 중요합니다. 학교와 학원 선생님들, 마트 직원분들처럼 계속 서 있는 분들이나 반대로 택시 기사분들, 버스 기사분들처럼 계속 앉아 있는 분들은 치핵이 그야말로 직업병입니다. 오래 앉아 있었으면 일어나기도 하고, 오래 서 있었으면 앉아 주기도 해야 합니다. 그래야만 치질의 악화를 예방할 수 있습니다.

마지막으로 몸이 피곤하면 치핵이 악화합니다. 따라서 과로는 금물입니다.

좌욕이 왜 좋은가요?

치핵을 예방할 수 있는 가장 좋은 방법은 바로 좌욕입니다.
첫 번째, 좌욕을 하면 혈액순환이 좋아지면서 치핵을 예방할 수 있습니다. 이미 치핵이 생긴 경우에도 좌욕을 하면 부기가 가라앉습니다. 좌욕만으로 내치핵 4기가 3기로 좋아질 수는 없지만, 악화를 방지하고 합병증이 생기는 것을 예방할 수 있습니다.

두 번째, 좌욕을 하면 항문이 청결해집니다. 항문이 청결해지면 여러 항문질환을 예방할 수 있습니다.

세 번째, 좌욕을 하다 보면 자신의 항문에 더욱 신경을 쓰게 됩니다. 그렇게 신경 쓰다 보면 지금까지보다 조금 더 건강을 챙기게 되고, 그러다 보면 질환을 예방할 수 있으며, 조기에 진단하여 빠르게 치료할 수 있습니다.

치핵에 좋은 배변 습관은 어떤 것인가요?

우선 배변을 할 때 필요 이상으로 힘을 주지 않아야 합니다. 대변을 어떻게든 다 보겠다고 힘을 주는 건 금물입니다.
또한, 10분 이상 변기에 앉아 있지 않아야 합니다. 배변하면서 신문이나 핸드폰을 보면 안 됩니다. 변기는 대변을 보기 위해 잠시 머무는 곳입니다.

그리고 배변 신호가 오면 참지 말고 화장실에 바로 가시는 것이 좋습니다. 또한 대변은 2~3일에 한 번씩만 보면 된다고 생각하시고, 배변 신호가 없으면 무리하게 배변을 시도하지 않으셔야 합니다.

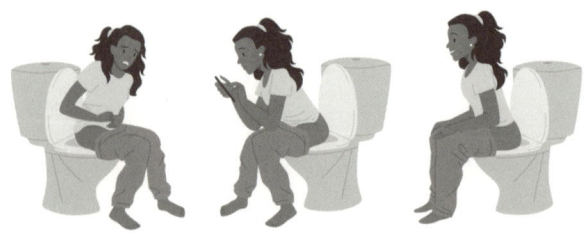

Q4 치핵에 좋은 식습관은 어떤 것인가요?

딱딱한 대변을 보면 치핵이 심해집니다. 바꿔 말하자면 변이 딱딱하지 않으면 치핵이 심해지지 않습니다. 그러므로 변이 딱딱해지지 않도록 예방을 하는 것이 중요합니다.

이를 위해서는 물, 과일, 야채, 유산균, 식이섬유 등을 드시면 좋습니다. 그렇다고 해서 엄청나게 많이 드실 필요는 없고, 물은 1.5L 정도 드시면 됩니다. 특히 바나나, 키위, 사과, 미역국 등을 챙겨 드시면 큰 도움이 됩니다.

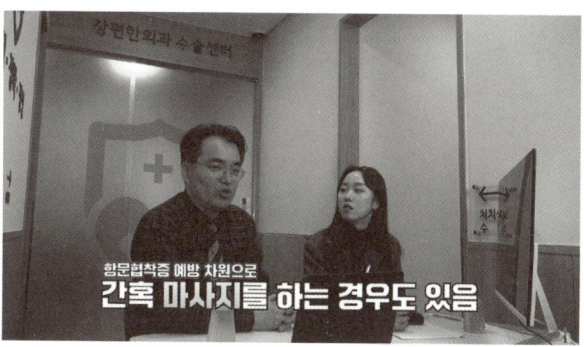

엉덩이 대장과 함께하는 가상라이브

Q5 치핵에 좋은 운동과 나쁜 운동은 무엇인가요?

쪼그려 앉는 자세의 운동은 치핵에 좋지 않으며, 복압이 많이 올라갈 만한 운동, 무거운 물체를 드는 운동, 등산이나 계단 오르기 등은 치핵이 심할 때는 되도록 삼가는 것이 좋습니다. 골프나 야구 등의 운동도 공을 칠 때 순간적으로 복압이 올라가 항문에 힘이 가해지기 때문에 무리해서 하지 않는 것이 좋습니다. 그리고 장시간 자전거를 타는 경우에도 항문에 압력이 많이 가해지면서 마찰을 일으켜 혈전을 유발할 수 있습니다.

하지만 걷기, 산책 등의 유산소 운동은 신진대사를 활발하게 해 주고 장운동을 항진시켜 배변 활동을 원활하게 해 주어 치핵을 예방하는 데 도움을 줍니다. 또한, 요가나 스트레칭처럼 복압이 올라가지 않으면서 혈액순환에 도움이 되는 운동들은 치핵을 예방하는 데 있어서 좋습니다. 그리고 수영은 중력의 영향을 받지 않으면서 복압 상승 없이 전신적으로 할 수 있는 운동이므로 좋습니다.

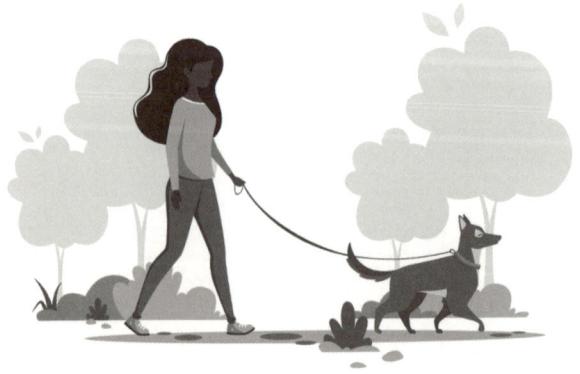

치핵에 좋은 생활습관은 어떤 것인가요?

첫 번째, 과음하지 않는 것입니다. 과음하시고 혈전이 생겨서, 피가 나서, 치루가 생겨서 오시는 분이 참으로 많습니다. 또한, 과음하시고 설사한 다음에 항문농양이 생겨서 오시는 분도 참으로 많으십니다. 항문질환을 피하기 위해서는 과음을 피해야 합니다.

두 번째, 오랫동안 서 있거나 오랫동안 앉아 있는 것을 피하는 것이 좋습니다. 2~3시간 정도 서서 일하면 2~3분 정도 앉아서 쉬면 좋습니다. 2~3시간 정도 앉아서 일하면 2~3분 정도 서서 스트레칭을 하는 것이 좋습니다. 항문에 계속해서 압력을 주면 좋지 않기 때문입니다.

세 번째, 앉아 계실 때는 방석을 추천해 드립니다. 그리고 좌욕 또한 어떤 형태로든 추천드립니다. 그렇다고 너무 비싼 방석, 너무 비싼 좌욕기를 사실 필요는 없습니다.

마지막으로는 무리하지 않아야 합니다. 몸이 피곤하면 치핵이 심해집니다. 피곤하거나, 스트레스가 많거나, 잠을 설치거나 하면 우리 몸이 반응하게 되는데 그중 하나가 바로 치핵의 악화입니다. 그러므로 몸을 너무 혹사하지 않아야 합니다.

항문질환 3

치루와 항문농양

1. 치루 원인과 증상
2. 치루 진단
3. 치루 수술
4. 치루 수술 합병증
5. 치루 예방
6. 항문농양

3. 치루와 항문농양
1. 치루 원인과 증상

치루의 원인은 무엇인가요?

치루의 흔한 원인은 술과 설사입니다.
치루라는 병은 항문샘에 염증이 생기고, 그 염증이 옆으로 퍼지며 길을 만들어 주위로 번지는 질환입니다. 항문샘에 염증이 생기는 이유는 설사와 연관이 많다고 알려져 있습니다. 그리고 치루는 술과 관련이 많습니다. 그래서 치루로 내원하는 분 중에는 '전날 과음하고 설사를 많이 했더니 다음 날 항문이 아프고 불편하다.'라는 증상을 호소하는 경우가 제법 있습니다.

통계적인 수치를 보면 치루를 앓는 환자분은 90% 이상이 남성분입니다. 아마도 남성이 여성보다 항문샘이 깊다는 점과 남성 호르몬 영향도 있을 것으로 생각됩니다. 그리고 치루로 진단된 분 중에는 땀 분비가 많은 분, 항문이 습한 분들, 비만인 경우가 많은 편입니다.

그 밖에도 당뇨병이나 염증성 장질환(크론병, 궤양성 대장염) 같은 전신질환도 치루와 연관이 있습니다. 따라서 치루가 진단된 경우에는 혈액검사나 대장내시경을 통해 당뇨와 염증성 장질환이 있는지 확인해야 합니다. 그리고 치루는 피로, 과로 등으로 인해 면역력이 낮아진 사람에게도 발병할 수 있습니다.

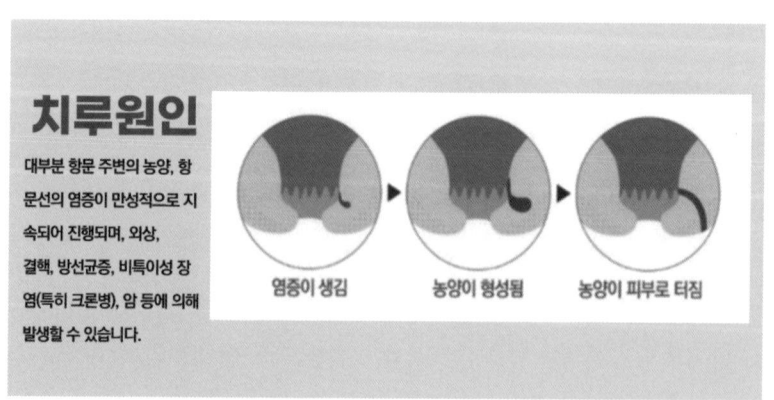

치루의 증상은 무엇인가요?

치루의 흔한 증상은 항문 통증, 발열, 분비물 등입니다. 그리고 치루가 심해지면 고름이 터지거나 전신 통증, 오한, 열 등의 몸살 증상이 동반되기도 합니다. 그러나 깊은 위치에 염증이 있는 경우에는 증상이 불명확할 수 있습니다. 그래서 초기에는 감기몸살인 줄 알고 내과나 이비인후과에서 약물치료를 하다가 악화되어 항문외과로 내원하시기도 합니다.

치루는 염증이 샛길을 만들면서 주위로 진행됩니다. 염증이 진행되면 항문 주위에서 딱딱한 몽우리가 만져지거나 항문 주위 피부가 붓고, 고름이 나오는 증상이 나타날 수 있습니다. 그리고 이러한 몽우리가 터지고 나면 증상이 호전되는 경우도 많습니다. 그렇게 되면 '염증이 생겼다가 다 나았다.'라고 오해하시기도 합니다. 이처럼 치루는 증상만으로는 진단하기 어려운 질병입니다.

단순 치루가 있고, 복잡 치루가 있다고 하던데 치료 방법이나 회복에도 차이가 있나요?

치루는 크게 단순 치루와 복잡 치루로 분류됩니다. 염증의 길이 하나로 단순한 경우를 단순 치루라고 하며, 염증의 길이 여러 개이거나 2개 이상의 위치에서 치루가 발생한 경우를 복잡 치루라고 합니다. 대부분 치루는 단순 치루로 시작했다가 진행이 되면서 복잡 치루가 되는 경향이 있습니다.

따라서 단순 치루가 복잡 치루가 되기 전에 수술해야 합니다. 단순 치루일 때 수술하는 것과 복잡 치루가 되고 나서 수술하는 것은 천지 차이입니다. 복잡 치루는 회복 기간도 오래 걸리며, 수술 합병증의 발생빈도와 재발 가능성이 단순 치루보다 높습니다.

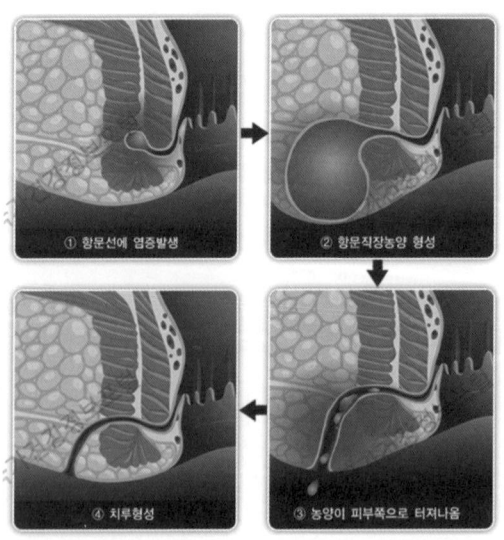

Q4
치루를 내버려두면 어떤 문제가 발생하나요?
치루를 내버려두면 치루암이 된다고 하던데 사실인가요?

치루는 고름이 터지고 나면 증상이 호전되는 경우가 많아서 오랜 시간 방치되기도 하는데 치루는 절대로 내버려두면 안 되는 질병입니다. 치루는 저절로 좋아지는 질환이 아니며, 그냥 두면 악화되기 때문입니다. 심지어 오랜 시간 동안 치료하지 않고 내버려두면 치루암이 발생할 수도 있습니다.

치루 치료의 유일한 방법은 '수술'입니다. 치루는 약이나 연고로 완치되지 않습니다. 그리고 치루 수술은 늦추면 안 됩니다. 단순 치루가 복잡 치루로 악화될 수도 있고 치루암의 발생가능성도 있기 때문입니다.

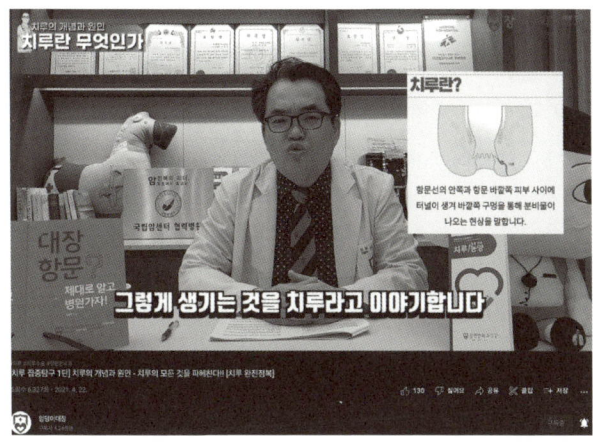

▶ 치루 집중탐구

3. 치루와 항문농양

2. 치루 진단

Q1

치루를 진단하는 방법에는 어떤 것들이 있나요? 혹시 자가진단이 가능할까요?

치루는 자가진단을 하시면 안 됩니다. 치루와 항문질환은 자가진단을 하기도 힘들고, 만약 한다고 하더라도 정확하지 않은 경우가 많기 때문입니다. 자가진단을 하지 말라고 하는 이유는, '피가 나서 자가진단 후 치질인 줄 알고 내버려뒀는데 알고 보니 직장암'인 경우가 생길 수 있기 때문입니다. 치루도 고름이 터져 나오면 증상이 약해지는 경우도 있어 다 나은 것으로 생각할 수 있는데, 그렇게 내버려둬서 몇 년 동안 지내다 보면 치루가 암이 되는 예도 있습니다. 따라서 저는 '항문질환에 관심을 가지되 자가진단으로 판단하는 것은 위험하다.'라는 얘기를 드리고 싶습니다.

항문질환 진단을 위해서는 저는 크게 세 가지 검사를 합니다.
첫 번째는 '직장수지검사'로 손가락으로 항문 주위와 안쪽을 촉진함으로써 진단하는 방법입니다. 알아낼 수 있는 것이 제한적이기는 하지만 그래도 아주 중요한 검사입니다.

두 번째는 항문 초음파 검사입니다. 항문 초음파 검사는 굉장히 중요하며, 치루와 항문농양을 진단할 수 있는 첫 번째 검사라고 할 수 있습니다.

그리고 세 번째는 항문경 검사입니다. 기본적으로 항문 안쪽에 짧은 내시경 같은 것을 넣어서 안쪽을 확인하는 방법입니다. 이 세 가지가 항문질환 진단에 중요한 검사입니다.

항문 초음파 검사와 다른 진단 방법과의 차이가 무엇인가요?

직장수지검사는 의사의 손가락에 의지하는 경우가 많습니다. 그러므로 주관적인 판단이 많습니다. 그리고 항문경 검사는 항문 점막 표면과 직장 점막 표면만 보는 검사입니다.

반면 항문 초음파 검사는 점막 속까지 꿰뚫어 볼 수 있습니다. 안쪽에 염증의 길이 어느 깊이까지 있는지 항문 초음파로 알 수 있습니다. 항문 초음파 검사는 정말 중요한 검사이고 필요한 검사입니다.

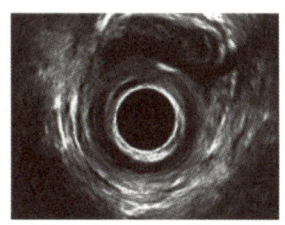

의사에 따라 항문 초음파 검사 결과가 달라질 수 있나요?

항문 검사하는 의사의 경험과 실력의 차이에 따라 결과가 달라질 수 있습니다. 의사마다 실력 차이가 있으므로 다르게 판단하는 때도 있습니다. 그래서 항문 초음파뿐만 아니라 복부 초음파 같은 초음파 검사는 경험이 매우 중요합니다. 병변이 있어도 못 찾는 경우도 얼마든지 있습니다. 그러므로 항문 초음파는 잘하고 경험이 많은 의사에게 하는 것이 좋습니다.

항문 초음파 검사는 부작용이 있나요?

초음파는 부작용이 없다는 것이 제일 장점입니다. CT(전산화 단층촬영)는 조영제 알레르기도 있고, 비용도 비쌉니다. MRI(자기공명 영상장치)도 비용이 많이 듭니다. 하지만 초음파는 가격이 저렴하고 부작용이 없습니다. 누구든지 안전하게 할 수 있습니다. 초음파 검사는 보는 사람에 따라서 결과가 다르게 해석될 수 있다는 단점 말고는 부작용이 없다고 할 수 있습니다.

항문 초음파 검사는 힘든가요? 시간은 얼마나 소요되나요?

항문 초음파 검사는 전혀 힘들지 않습니다. 시간도 3~5분이면 검사할 수 있습니다.
그리고 최근의 항문 초음파 장비들은 프로브의 지름이 가늘어서 검사 시 항문 불편감도 크지 않습니다

항문 초음파 검사와 관련한 주의사항은 없나요?

항문 초음파는 병·의원마다, 제품마다 굵기가 조금씩 다른데 너무 굵으면 조금 불편할 수 있기는 합니다. 그래서 장편한외과는 매우 얇은 것을 사용합니다.

가끔 저희 장편한외과에 오시는 분 중에 "지난번 검사할 때 너무 아팠어요. 이번에는 안 아프게 해 주세요."라고 하시는 분이 계십니다. 그때 저는 전혀 걱정하지 말라고 말씀드립니다. 저희 장편한외과는 안 아프고 편안하기 때문입니다.

Q7
항문 초음파 검사는 비싼가요?

과거에는 항문 초음파 검사가 비급여 항목이어서 병·의원에서 가격을 정하기 나름이라 엄청 비쌌지만, 지금은 급여 항목이 되었습니다. 이제는 고객분의 본인부담금이 2만 원 정도 입니다.

그리고 항문 초음파 검사는 정확한 진단에 매우 큰 도움이 됩니다. 그래서 저는 항문질환 진단에 있어서 항문 초음파가 가장 중요한 검사이자 꼭 해야 하는 검사라고 생각합니다.

항문 초음파를 통해 치루나 항문농양은 염증이 어느 정도인지 알 수 있고, 치루가 단순 치루인지 복잡 치루인지 알 수 있습니다. 염증이 어느 길로 가는지, 얼마나 깊게 들어갔는지 알 수 있고, 항문괄약근의 현재 상태와 항문괄약근이 다칠지 안 다칠지도 알 수 있습니다. 그리고 치루나 항문농양이 재발했는지 안 했는지도 알 수 있습니다. 그러므로 꼭 항문 초음파 검사를 해야 합니다.

항문 초음파는 어떤 경우에 필요한 검사인가요?

항문질환에서 항문 초음파 검사는 필수적입니다. 항문질환을 감별하기 위해 필요한 검사이고, 항문괄약근의 상태를 확인하고, 회음부 구조의 이상 정도를 진단하거나, 항문이나 직장에서 발생한 암을 평가하는 데도 유용합니다.

그리고 항문 초음파는 항문과 직장의 해부학적 단면을 명확히 볼 수 있어, 항문괄약근이나 항문관의 해부학적인 문제들을 비교적 정확하게 파악할 수 있습니다. 또한, 변실금의 원인이 되는 항문괄약근의 손상 여부와 손상 정도를 확인하는 데도 유용합니다. 더불어 항문농양, 직장 항문농양, 치루의 위치와 크기와 주행 경로 등을 확인할 수 있습니다.

또한 항문 초음파로 치질 수술이나 치루 수술을 받은 환자에서 생긴 변실금 여부나 수술 후 재발이나 회복 정도를 평가할 수 있습니다.

3. 치루와 항문농양
3. 치루 수술

치루는 약과 연고로 치료할 수 있나요?

치루는 약, 항생제, 연고, 좌욕으로 치료할 수 있는 병이 아닙니다. 수술 없이 증상이 좋아졌다고 해서 완벽하게 나은 것도 아닙니다. 치루는 수술해야 하는 질병입니다.

치루를 무조건 수술해야 하는 이유는 무엇인가요?

수술 말고는 완치할 방법이 없기 때문입니다.
치질은 합병증과 불편함이 없다면 수술하지 않아도 되고, 암이 되는 것도 아닙니다. 하지만 치루는 수술 말고는 답이 없습니다. 약이나 항생제를 쓴다고 완치되지 않습니다. 심지어 내버려두면 더 심해질 수 있습니다. 단순 치루가 복잡 치루가 되면 더욱 힘들어집니다. 또한, 치루는 암이 될 수 있습니다. 그러므로 치루는 무조건 수술해야 합니다.

치루는 고름이 빠져나오고, 염증이 호전되면 다 나은 것이라고 오해합니다. 그래서 내버려두는 경우가 종종 있는데, 나중에 복잡 치루로 진행되기도 합니다. 그리고 심지어 치루암이 되기도 합니다. 그래서 저는 치루는 꼭 수술해야 한다고 말씀드립니다.

치루 수술시 주의할 점은 무엇인가요?

치핵 수술의 방법이 다양하듯이 치루 수술 방법도 많습니다. 수술 방법이 많은 것은 치루의 상태에 따라 수술법이 달라지기 때문입니다.

치루 수술은 크게 두 가지 합병증이 안 생기게끔 하는 것이 중요합니다. 바로 '변실금'과 '재발'입니다. 변실금은 수술로 인해 괄약근이 다쳐서 생기는 것이고, 재발은 염증의 길을 완전히 제거하지 못하면 생길 수 있습니다. 물론 다른 항문샘에서 염증이 또 발생해서 치루가 생기기도 합니다. 어느 쪽이든 환자에게는 고통이므로 최대한 어떤 합병증도 생기지 않도록 노력해야 합니다.

가장 많이 시행되는 치루 수술은 '치루절제술'과 '시톤법'입니다. 치루절제술의 장점은 치루길을 완전히 제거해서 재발이 적다는 것입니다. 하지만 치루절제술은 변실금의 위험성이 다소 있다는 것이 단점입니다.

시톤법은 어떤 수술인가요?

시톤법은 치루 수술의 다양한 방법 중, 항문괄약근이 손상될 가능성이 큰 형태의 치루를 비교적 안전하게 수술하는 방법입니다. 시톤을 사용해 치루관을 노출해 염증을 제거하면서 상처 회복을 돕는다면 항문괄약근의 손상 정도를 줄일 수 있습니다. 다만 시톤을 제거하는 추가적인 수술이 필요할 수 있습니다.
이렇게 누관을 노출하고 괄약근을 동여맬 수 있는 실이나 펜로즈, 고무줄, 실라스틱 재료들을 시톤(Seton)이라고 부릅니다. 그리고 시톤을 이용한 수술법을 '시톤법'이라고 부릅니다.

치루의 형태 중에 복잡 치루, 또는 고위형 치루처럼 항문 깊은 곳까지 치루가 있는 경우에는 시톤법으로 수술하는 것이 좋습니다. 즉, 누관을 확실히 노출시킨 뒤, 누관 내로 시톤을 삽입하여 일정 기간 치료하면, 누관이 점차 항문 가까운 쪽으로 국한되어 표재성 치루로 바뀌게 됩니다. 그 뒤 치루에 대해 수술을 해 주면 항문괄약근 기능도 보존할 수 있고 합병증도 줄일 수 있습니다.

다시 말해, 시톤법은 어렵고 심한 치루 상태를 상대적으로 낮은 난이도의 수술이 가능하도록 치루의 형태를 바꿔주는 수술 방법입니다.

치루 수술 방법은 의사들마다 다른가요?

치루 수술은 의사마다 조금씩 다르고, 의사마다 좋아하는 수술 방법도 조금씩 다릅니다. 그리고 계속 새로운 방법이 나오고 있지만, 그 새로운 방법이 안 좋다는 결론이 나서 사장되는 예도 있습니다. 이전에는 젤을 바르고, 심지를 넣고 하는 방법들도 있었는데 전부 효과가 없어서 이제는 사라졌습니다.

그리고 또 하나는 치루 상태에 따라 수술법이 다르기 때문입니다. 단순 치루일 때와 복잡 치루일 때는 수술법이 다릅니다. 그러므로 수술 방법이 일률적으로 정해진 것이 아니라 치루 상태에 따라 다르다고 말씀드립니다. 환자마다, 치루 상태마다 다를 수밖에 없기 때문입니다.

Q6 가장 좋은 치루 수술 방법은 무엇인가요?

치루 수술 방법은 계속해서 새로운 방법들이 등장하고 사라지고 있습니다. 변실금이라는 수술 후 합병증을 최소화하기 위해서 새로운 방법들이 등장했다가 재발률이 높아 도태되는 수술법도 여럿 있었습니다. 따라서 치루 수술에서 중요한 것은 '치루 상태를 정확하게 진단하고, 정직하게 치료하는 병·의원에서 수술하는 것'입니다. 단지 최신 수술 방법이라고 해서 좋은 것이 아니라 '내게 가장 적합한 수술 방법이 좋다.'는 사실을 아시는 것이 중요합니다.

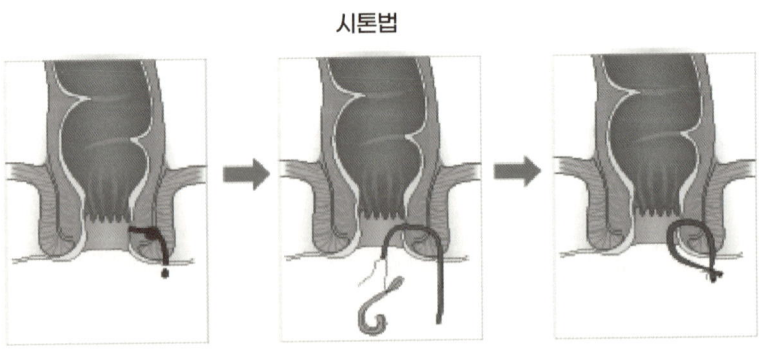

시톤법

3. 치루와 항문농양
4. 치루 수술 합병증

치루 수술 후에 재발과 변실금이
생길 수 있다고 하던데 정말인가요?

치루는 염증이 생겨서 길이 만들어지는 질병인데 치루 수술은 이 염증의 길을 제거하는 것입니다. 그러다 보니 치루 수술은 매우 다양하고 어렵습니다. 즉, 치루 수술은 합병증 없이 수술해야 하는 것이 핵심입니다. 치루 수술로 인한 가장 큰 합병증은 '변실금'과 '재발'입니다.

변실금은 변이 새는 것으로, 항문괄약근이 다쳐서 발생하는 경우가 대부분입니다. 치루의 염증 길이 괄약근과 괄약근 사이를 지나가기 때문에 이 염증의 길을 제거하다 보면 항문괄약근이 다칠 수 있습니다. 특히나 복잡 치루면 제거해야 하는 염증의 길이 많으므로 특히나 변실금 같은 합병증이 발생할 가능성이 단순 치루보다는 높아집니다.
치루 수술 후 재발은 염증의 길을 완전히 제거하지 못했거나 새로운 항문샘에 염증이 생겼을 때 발생할 수 있습니다.

평소 항문괄약근 힘이 약해서 치루 수술이 걱정됩니다. 어떻게 하는 것이 좋을까요?

치루 수술 방법이 다양하다고 말씀드렸는데, 그중에는 항문괄약근을 적게 다치는 방법도 있습니다. 그러므로 이런 경우에는 항문괄약근을 적게 다치는 방법을 사용하면 됩니다. 제가 좋아하는 수술 방법 중 하나가 '시톤법'이라는 것인데, 이건 항문괄약근 힘이 약한 분, 여성인 분, 치루의 위치가 항문괄약근이 다소 약한 부위에 생긴 분, 복잡 치루인 분, 항문농양이 많이 동반된 분에게 적용하기 좋은 방법입니다.

그리고 수술하시고 회복된 후에 케겔 운동을 추천해 드립니다. 케겔 운동은 간단히 말하면 항문괄약근 힘을 키우는 방법입니다. 그리고 요즘은 '바이오피드백'이라는 치료도 매우 큰 도움이 됩니다. 항문괄약근이 약한 분들은 수술 후에도 계속 그런 훈련을 하시면 됩니다.

무엇보다 가장 중요한 건 항문괄약근을 적게 다치는 수술을 하는 것입니다. 통상적으로 하는 치루절제술을 할 때도 수술하는 의사에 따라서 항문괄약근 손상 정도가 다르므로 치루는 경험이 있는 병·의원에서 하는 것이 좋다고 생각합니다.

치루 수술 후 상처가 잘 낫지 않을 때는 어떻게 해야 하나요?

치루의 원인은 다양하므로 치루를 유발하는 다른 질환이 없는지 평가가 필요합니다. 혈액검사, 영상검사 및 대장내시경 검사를 통해 우려되는 다른 질환을 확인할 필요가 있습니다.

치루는 당뇨와 크론병이나 에이즈 환자, 면역저하자에서 발생할 수가 있습니다. 그리고 특히 크론병에서 동반되는 치루는 치료하기 어렵습니다. 따라서 치루가 자주 재발하고 잘 낫지 않는다면, 크론병을 포함해서 다른 질환이 있는지를 자세히 평가해 보아야 합니다. 그리고 당뇨와 크론병이나 면역 저하, 에이즈 같은 질환이 진단되는 경우라면, 치루의 치료만큼 해당 질환의 치료가 매우 중요합니다.

치루 수술 합병증을 최소화하기 위해서는 어떻게 해야 하나요?

치루 수술 후 합병증을 최소화하기 위해서는 의사의 실력도 중요하지만, 조기에 수술하는 것이 중요합니다. 단순 치루일 때 빨리 수술하면 재발 우려나 합병증 가능성이 적은데 비해, 복잡 치루는 재발 가능성과 합병증 가능성이 다소 높아지기 때문입니다. 복잡 치루는 합병증이 생기지 않게, 재발하지 않게 수술하는 것이 단순 치루에 비해 쉽지 않습니다.

그래서 치루는 예방이 우선이고, 만약 생겼다면 가능한 한 빨리 병·의원에 가야 합니다. 그리고 항문외과 중에 치루 수술을 많이 하는 병·의원에 찾아가고, 그중에서도 치루 수술 경험이 많은 의사를 선택해야 합니다. 치루 수술의 경험이 많은 의사들이 수술 후 합병증의 발생률이 다른 의사에 비해 낮기 때문입니다. 그리고 변실금의 가능성이 낮은 수술법으로 수술하는 것이 합병증 예방에 좋은 방법이 되겠습니다.

치루가 재발하는 원인은 무엇인가요?

치루는 항문샘에 생긴 염증이 심해졌을 때 생기는 병인데, 사람에게는 이 항문샘이 많이 있습니다. 보통 6~12개 정도 있다고 알려져 있는데, 한 군데 항문샘에 항문농양이 생겨서 치루로 진행되면 그것이 낫는다 해도 또 다른 항문샘에 치루가 생길 수 있는 것입니다. 그러므로 항문샘에 염증이 생기는 원인을 예방해야 합니다.

설사, 과음 또는 당뇨나 염증성 장질환, 면역 기능이 저하되거나 컨디션이 안 좋거나 항문이 습한 원인을 해결해야 재발하지 않습니다.
그리고 염증이 완전히 제거되지 않으면 재발하므로, 수술을 완벽하게 해야 합니다.

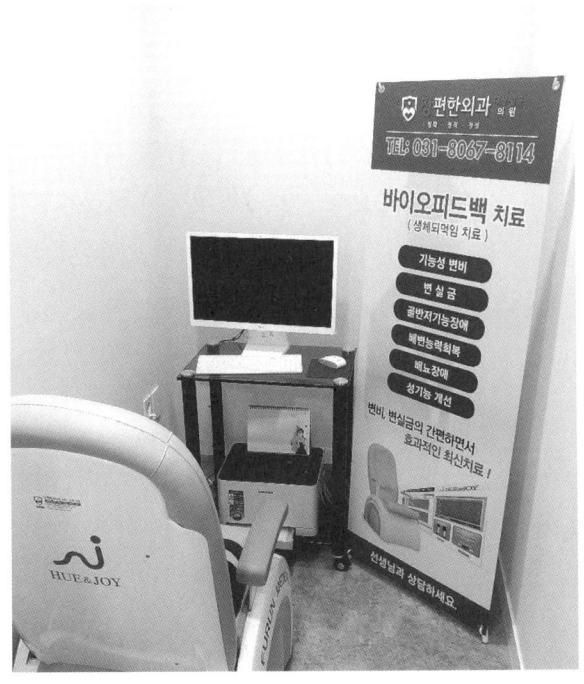

3. 치루와 항문농양

5. 치루 예방

치루를 예방할 방법이나 생활습관은 무엇인가요?

첫 번째는 과음 금지입니다. 두 번째는 설사를 주의하셔야 합니다. 세 번째는 항문 청결을 위한 좌욕입니다.

대부분 치루는 '남성분들이 술을 많이 드시고 설사한 다음'에 잘 생깁니다. 항문농양도 마찬가지입니다. 그러므로 술을 너무 많이 드시는 건 안 좋습니다. 그리고 설사를 유발할 만한 음식을 피해야 하며, 평소에 설사를 자주 하는 분이라면 대장내시경 검사를 통해 염증성 장질환이 있는지 확인할 필요가 있습니다.

그 외에도 당뇨가 있거나, 혈당 조절이 잘 안 되거나, 면역 기능이 떨어지거나, 피곤한 경우에도 치루가 잘 생길 수 있으므로 치루 예방을 위해서는 건강한 생활습관이 중요합니다.

치루 환자에게 재발 방지를 위해서
대장내시경을 추천하시는 이유는 무엇인가요?

치루 원인에는 여러 가지 질환이 있는데, 우리가 치료할 수 있는 질환 중 하나가 당뇨이며 또 다른 하나는 염증성 장질환입니다.

치루가 유난히 자주 생기거나, 처음부터 복잡 치루이거나, 다발성 치루이거나, 젊은 분에게 치루가 생긴 경우에는 염증성 장질환 때문에 생긴 치루인지 확인을 해야 합니다. 대표적으로 크론병이 치루와 연관된 경우가 많은데, 그래서 저는 대장내시경을 반드시 권유 드립니다.

치루가 완치되고 일정 시간 뒤에 대장내시경을 꼭 해 보라고 말씀드리는데, 혹시나 치루의 원인이 염증성 장질환 때문에 생긴 것이라면 염증성 장질환 치료를 해야 치루 재발을 방지할 수 있기 때문입니다. 그러므로 치루 예방에 있어서 대장내시경은 매우 중요한 검사입니다.

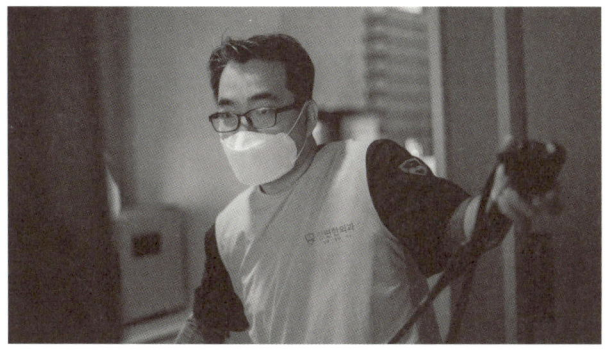

치루 수술 후 추적검사는 언제 하나요?

치루 수술 후 3~6주경에 항문 초음파 검사를 하여 항문괄약근의 상태를 확인하고, 재발 여부를 확인하는 것이 필요합니다. 그리고 상처가 다 나은 후에는 시간이 허락한다면 수술 후 3~6개월 후에 내원해서 진찰하는 것도 좋습니다.

그리고 치루는 재발이 가능하므로 만큼 증상 발생 시 될 수 있는 대로 빨리 병·의원에 방문할 것을 권고드립니다. 치루 수술 부위 또는 항문 주위가 붓고, 아프고, 진물 나고, 빨갛게 변하고(발적), 국소적인 열감이 생긴다면 재발을 생각해야 합니다. 이러한 증상이 있을 때는 빨리 병·의원에 내원하셔서 확인하는 것이 필요합니다.

3. 치루와 항문농양
6. 항문농양

항문농양은 어떤 병인가요?

항문농양은 '항문주위농양'이라고도 하는데, 말 그대로 항문 주위에 농양이 생기는 것입니다.

그리고 치루는 염증이 옆으로 퍼지며 길이 형성되는 것을 말하는데, 치루와 항문농양은 동반되는 경우가 자주 있습니다. 그리고 항문농양이 치루로 발전되거나, 치루가 재발해서 항문농양처럼 보이는 예도 있습니다.

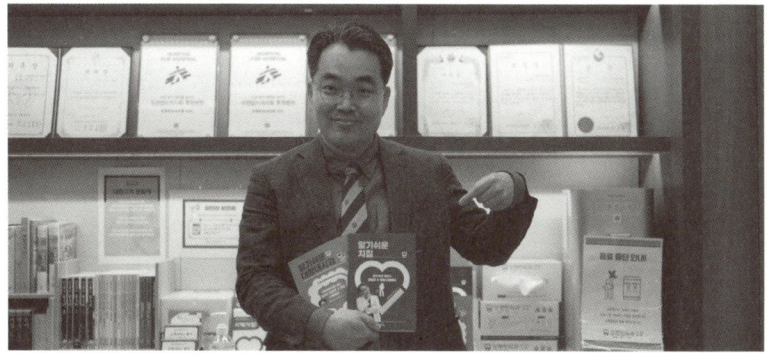

항문농양은 어떤 사람에게 잘 생기나요?

잦은 설사나 무른 변을 자주 보는 사람, 항문 주변의 청결 유지가 잘 안 되는 사람, 감염에 취약한 사람들(면역저하자, 항암치료 환자), 당 조절이 잘 안 되는 당뇨 환자들, 염증성 장질환이 있는 분들에서 발생할 가능성이 높습니다.

항문농양에서 자주 동반하는 증상은 '잦은 무른 변'입니다. 더불어 잦은 음주나 지속적 스트레스, 심한 피로가 동반된 경우가 많습니다. 특히 음주는 몸 전체에 상당한 스트레스를 주고, 배변 기능의 극적인 변화를 유발합니다. 음주 이후 발생하는 잦은 설사는 항문샘의 감염 가능성을 높이게 됩니다. 그리고 술과 함께 먹는 자극적인 음식(맵고 짠 음식)들도 배변 습관에 영향을 줄 수 있습니다.

또한 항문농양은 학생, 복장 제한이 있는 회사원, 군인들처럼 항문 주변으로 통기가 안 되는 옷을 입어야 하거나 자주 씻는 것이 어려운 직업을 가진 경우, 오래 앉아 있는 직업을 가진 직장인이나 운전 기사도 빈도가 제법 있는 편입니다.

항문농양은 진단이 어렵고, 감기몸살로 오진되는 예도 있다면서요?

항문농양은 증상이 애매한 경우가 많습니다. 특히나 항문농양이 깊이 있는 경우, 또는 항문농양이 생겼는데 아직 피부 쪽으로 발현이 안 된 경우에는 꼭 감기몸살과 같은 증상이 생깁니다. 오한이 들고 때로는 열이 나면서 감기몸살처럼 오해되는 예도 있습니다. 최근에는 코로나 증상이라 생각하셔서 코로나 검사까지 하고 코로나 확진이 되어 치료를 받다가 항문농양이 진단되는 예도 있습니다.

실제로 감기몸살이라 생각해서 내과나 이비인후과에 갔다가 그래도 열이 안 떨어지고, 며칠이 지난 뒤에야 항문이 부으면서 항문농양 증상이 생겨서 오시는 경우도 많습니다. 이렇게 처음에는 증상이 애매할 경우도 있어 진단이 어렵지만, 항문 초음파 검사를 시행하면 쉽게 진단할 수 있습니다.

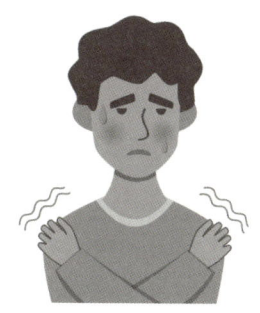

항문농양이 생기면 수술을 해야 하나요?

항문농양의 치료는 본질적으로 항문농양을 절개하고 고름을 배출시키는 것입니다. 이러한 외과적 치료가, 수술 없이 항생제를 복용하며 경과를 지켜보는 것보다 월등한 치료 방법이라는 것은 이미 오래전에 입증되었습니다. 그러므로 항생제를 복용하며 자연스럽게 호전될 것을 기다리는 것은 오히려 병을 키우는 결과를 초래합니다. 더욱 심해지면 항문괄약근을 통제하는 기능에 손상을 일으키거나, 아주 드물게는 생명을 위협하는 괴사성 감염과 패혈증으로 진행될 수도 있습니다.

따라서 항문농양이 진단된다면 즉시 치료가 필요합니다. 고름집이 충분히 노출되도록 가능한 크게 절개하고 배출시켜(절개 배농술) 고름을 남김없이 제거해야 합니다. 때로는 배액관을 삽입해서 지속해서 항문농양 내부의 잔여물들이 흘러나올 수 있도록 조치할 때도 많습니다.

그리고 항문농양은 잦은 재발이 일어날 수 있는 질환이고, 쉽게 치루로도 발전할 수 있는 병임을 명심해야 합니다. 따라서 수술 전에 재발 또는 치루로의 발전 가능성에 대해 충분히 이해하는 것이 중요하고, 향후 추가적인 수술이 가능함을 이해해야 합니다. 연구에 따르면 항문농양은 잘 치료받는다고 할지라도, 대략 절반 이상(40~75%)의 환자에서 재발하거나 치루로 진행하는 것으로 알려져 있습니다. 물론 병·의원마다 이 데이터는 차이가 있습니다.

항문농양과 치루는 어떤 관계가 있나요?

항문농양을 진단하고 치료하는 데 중요한 것은 항문농양이 있을 때 '치루가 동반되어 있는지 확인하는 것'입니다. 물론 처음에는 치루의 동반 여부를 확인하는 것이 어려울 수 있습니다. 하지만 항문 초음파 검사를 하면 치루의 동반 여부를 확인하는 데 큰 도움이 됩니다.

'병·의원에 갔는데 의사가 항문농양이 있다고 하더라. 그래서 항문농양 수술을 했는데, 차후에 치루가 생기면 치루 수술을 해야 한다고 하더라. 지금 상태가 항문농양만 있는 것인지, 치루가 같이 있는 것인지, 아니면 항문농양 수술하고 나서 치루로 진행되는 것인지, 치루가 있는데 왜 항문농양 수술만 하는 것인지 궁금하다.'라는 이유로 장편한외과에 내원하는 분이 참으로 많으십니다.

이런 오해는 항문농양이 있을 때 치루가 있는지 명백히 확인할 수 없기 때문인 면도 있고, 항문농양이 발생했다가 진행되어 치루로 악화되기 때문이기도 합니다. 그래서 저는 이 문제를 해결하기위해 항문 초음파 검사를 적극적으로 활용합니다. 항문 초음파 검사를 하면 치루의 존재 여부를 파악하는 데 큰 도움이 되기 때문입니다. 따라서 항문농양이 있으면 항문 초음파 검사를 시행하여 치루가 있는지, 없는지를 반드시 확인해야 합니다.

Q6
항문농양 수술 방법에 따라 재발 확률도 달라지나요?

항문농양은 재발을 잘하는 편이며, 같은 자리에 생기는 경우도 있지만 다른 부위에 또 생기는 경우도 있습니다. 엄밀히 말하자면 후자의 경우는 재발이라기보다는 다른 부위에 또 생기는 것이지만, 어쨌든 항문농양으로 여러 번 고생하시는 분이 있습니다.

그리고 이는 수술 방법에 따라 다소 차이가 날 수 있습니다. 그래서 저는 배농술보다는 항문농양을 완전히 제거하는 수술을 좋아합니다. 일부 의사 선생님은 항문농양이 생기면 째기만 하시는데, 저는 염증 조직을 완전히 제거하는 것을 선호합니다. 회복 기간이 조금 더 늘어나긴 하지만, 합병증이 많이 늘어나는 일은 없고 재발률은 확실히 떨어지기 때문입니다. 하지만 이 부분은 의사마다 의견 차이가 다소 있습니다.

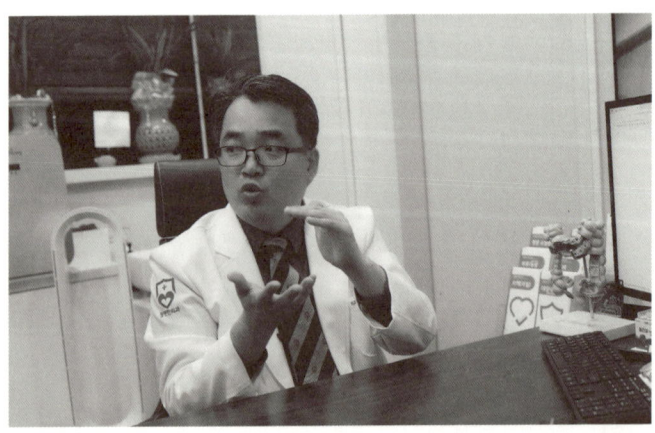

항문농양을 예방하는 방법은 무엇인가요?

좌욕을 시행하고, 항문 관련 증상을 간과하지 않는 것이 중요합니다. 그리고 지나친 변비나 급격한 설사로 인해 항문 주위에 상처가 발생하지 않도록 잘 관리하고, 일단 항문 상처가 발생하면 의사의 진찰을 받는 것이 좋습니다. 그리고 지나친 변비나 급격한 설사가 발생하지 않도록 평소 식습관을 잘 관리해야 합니다. 특히나 음주는 주요 원인이므로 잦은 항문농양으로 고통받는 환자분은 반드시 금주해야 합니다.

여러 대규모 연구들에 따르면, 항문농양은 적절히 수술로 치료받을지라도, 결국 절반 정도에서 재발합니다. 특히나 깊은 부위의 항문농양은 거의 90% 가까이 재발하게 됩니다. 따라서 언제든 재발할 수 있다고 생각하고, 항문 증상에 대해 빨리 의심하고 이른 시기에 치료받는 것이 중요합니다. 항문농양이 발생하여 치료받은 뒤에는 항문을 청결히 하고, 꾸준히 관리하겠다는 마음으로 병·의원에 다니는 것이 좋습니다.

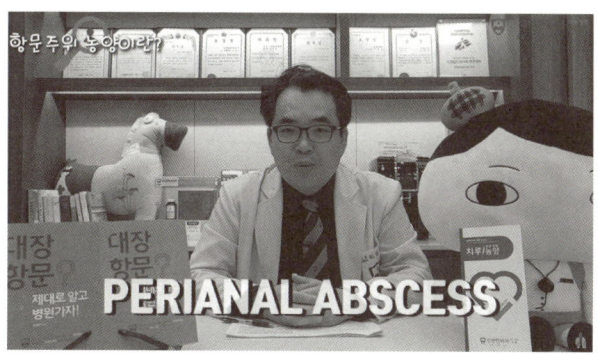

항문질환 4

치열과 곤지름

1. 치열 진단과 치료
2. 곤지름 진단과 치료

4. 치열과 곤지름
1. 치열 진단과 치료

치열은 어떤 병이고, 왜 생기나요?

치열은 항문 점막이 찢어지는 병입니다.
치열의 원인은 다양합니다. 일단 딱딱한 대변이 나오면 찢어지기 쉽습니다. 특히 다이어트약을 드시고 치열이 발생되는 경우가 자주 있습니다. 다이어트약을 먹으면 대변이 딱딱해져서 잘 찢어지기 때문입니다. 그다음으로는 항문의 압력이 강한 분들, 변이 굵거나, 잦은 설사나 변비가 있는 분들도 치열이 자주 생깁니다.

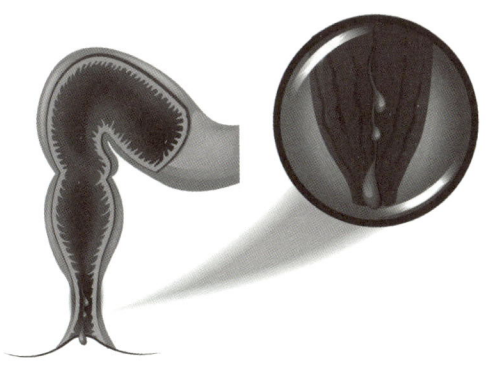

치열 진단은 어떻게 하나요?

인터넷에서는 '통증이 동반된 출혈은 치열 가능성이 크다.'라고 얘기하지만, 통증이 있고 피가 난다고 해서 전부 치열인 것은 아닙니다. 그러므로 증상만 가지고 자가진단을 해서는 안 됩니다. 계속해서 자가진단을 하면 안 된다고 강조하는 것은 의사 생활을 하다 보면 안타까울 때가 많기 때문입니다. 통증 없이 피가 난다고 인터넷에 물어봤다가 치질이란 대답을 듣고 치질약만 드시다가 조기 대장암이 진행성 대장암이 되어 오는 예도 있었습니다. 그러므로 증상만 가지고 진단하는 것은 결코 현명한 방법이 아닙니다.

기본적으로 항문질환을 진찰하고 감별진단하기 위해서는 직장수지검사와 항문경 검사, 항문 초음파 검사를 해야 합니다. 정확한 진단을 위해서는 정확한 검사가 필요하다는 것을 기억하시길 바랍니다.

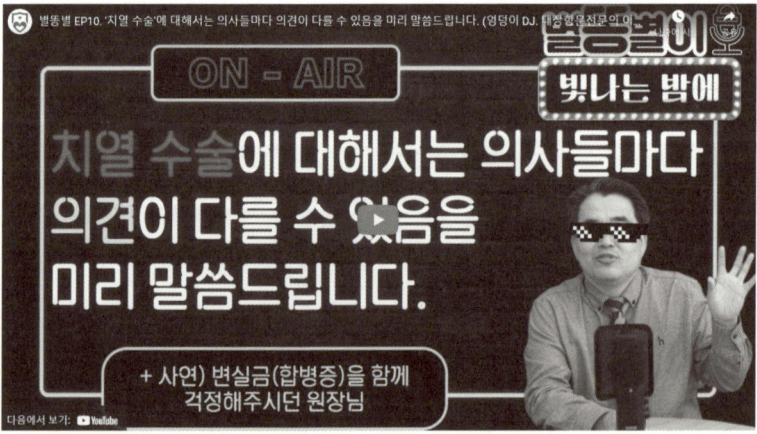

급성 치열과 만성 치열이 있다고 하던데 차이는 무엇인가요?

치열은 급성 치열과 만성 치열로 나누어집니다. 급성 치열은 치열이 발생한 지 얼마 되지 않은 상태입니다. 급성 치열은 상처 자체는 그렇게 깊지 않지만, 통증이 있습니다. 그리고 출혈이 동반되는 경우가 많습니다. 그래서 깜짝 놀라 찾아오시는 경우가 대다수입니다.
만성 치열은 치열이 만성화된 것입니다. 반복되는 치열로 상처가 깊이가 깊어지고 융기성 병변이 동반되기도 합니다.

치열은 재발을 잘하나요?

약 25~30%의 치열은 재발합니다.
치열은 개인의 일상적 식사 패턴이나 배변 습관, 혈관 형태에 의해 발생하기 때문에 병변이 회복된다고 하더라도 그 원인이 되는 식사 패턴, 배변 습관의 교정이 동반되지 않으면 재발할 우려가 큽니다.

치열은 반드시 수술해야 하나요?

대부분의 치열은 수술하지 않아도 됩니다. 치열 중 대부분을 차지하는 급성 치열은 약과 연고, 좌욕으로도 좋아집니다. 만성 치열은 수술해야 할 수도 있지만 저는 만성 치열이라고 하더라도 바로 수술을 권하지 않습니다. 대부분의 병·의원에서 시행되는 치열 수술은 항문괄약근의 힘을 낮추기 위해 항문괄약근을 약간 절제하는 것인데, 이 수술은 변실금의 가능성이 있기 때문입니다.

과거에 치열 수술에 대해서 학회에서 강의하시던 의사분들은 대부분 수술을 강조했습니다. 하지만 최근에는 좋은 연고(파사렉트 연고)가 등장했기 때문에 치열 수술에 대해 강의하시는 의사분들은 수술적 방법보다는 비수술적 방법을 강조합니다. 저 역시나 변실금이라는 큰 합병증을 일으킬 수도 있는 치열 수술을 적극적으로 시행하지 않습니다.

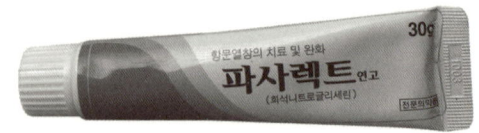

치열을 예방하기 위해서는 어떻게 해야 하나요?

치열의 예방을 위해서는 음주, 과식, 맵고 자극적인 음식, 인스턴트 음식 섭취를 피하는 것이 좋습니다.
그리고 좌욕은 여러 항문질환을 관리하기 위해 항상 유용한 방법입니다. 또한, 변비가 생기지 않도록 수분을 충분히 섭취하고 섬유질이 풍부한 음식 섭취를 권고합니다. 그리고 설사를 유발하는 음식도 주의합니다.

또한, 항문에 무리가 갈 수 있는 행동, 즉 오래 앉아 있는 행동이나 좁은 모서리 등에 앉는 행동, 항문에 압력이 가해지는 자세가 되는 쪼그리고 앉는 자세, 무거운 것을 드는 운동, 무리한 운동, 자전거와 같이 항문에 압박을 주는 운동은 피하는 것이 좋습니다.

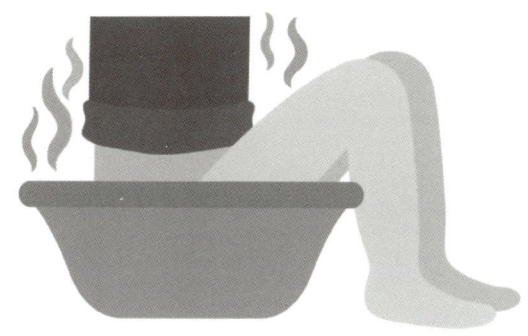

4. 치열과 곤지름
2. 곤지름 진단과 치료

Q1
콘딜로마(곤지름)는 어떤 병인가요?

콘딜로마는 '곤지름'이라고도 하는데, 인체유두종바이러스로 인한 병입니다.

주로 성기나 항문 주위에 사마귀처럼 뭔가 만져진다고 내원하시는 경우가 많습니다. 콘딜로마는 가려움증이나 출혈의 증상이 있을 수 있으나 증상이 없는 경우가 많습니다. 간혹 치질 같다고 내원하시는 분 중에 콘딜로마인 경우도 있습니다. 그리고 뾰루지가 생겼다고 생각하고 찾아오는 분도 많습니다. 그만큼 다른 병과 감별하기 어려운 병이 바로 콘딜로마입니다.

그러므로 항문 주위에 무엇인가가 생겼다면 절대 인터넷으로 자가진단을 하지 않아야 합니다. 꼭 병·의원에 내원하셔서 정확히 진단받으셔야 합니다. 콘딜로마는 내버려두면 짧은 시간에 심하게 악화할 수도 있기 때문입니다.

콘딜로마는 왜 걸리는 건가요?

콘딜로마는 바이러스 질환입니다. 성병으로 분류되어 있어서 많은 분이 오해하시는데, 부적절한 성관계로 인해 생기지 않는 경우도 분명 있습니다. 면역력이 떨어지거나 공용 화장실, 공용 목욕탕 등에서도 감염될 수 있습니다.

콘딜로마 진단을 받으면 부부나 연인이 상대방을 의심하며 오해하는 경우가 많은데, 꼭 그런 상황에서만 걸리는 질환이 아닙니다. 괜한 오해로 인해 부부싸움을 하거나 연인관계가 깨지는 경우를 많이 봐서 강조합니다.

콘딜로마는 어떻게 진단하나요?

경험이 있는 대장항문외과 의사가 보면 아는데, 정확한 진단을 위해서는 조직검사를 합니다. 하지만 치질처럼 생긴 경우나 치질 위에 얹혀 있는 예도 있습니다. 그러므로 콘딜로마의 정확한 진단을 위해서는 항문외과 전문의가 진찰하는 것이 필요합니다.

콘딜로마는 재발을 자주 하나요?

콘딜로마는 재발의 우려가 높은 병입니다. 보통 절반 이상에서 재발한다고 알려져 있습니다. 콘딜로마의 개수가 많고 크기가 클수록 더 재발이 잦을 수 있습니다.

"분명 완벽히 제거했다고 하셨는데 왜 또 생겨요?"라고 질문하시는 분이 계시는데, 이것은 콘딜로마가 정상적인 피부에 숨은 채 6개월 이상 잠복할 수 있으므로 항상 또 생길 수 있다는 점을 유념해야 합니다.

콘딜로마 치료는 어떻게 하나요?

콘딜로마의 치료는 외과적 절제입니다.
그리고 간혹 치질 조직 위에 콘딜로마가 있는 경우에는 치질 수술을 같이 하기도 합니다. 그리고 콘딜로마는 접촉으로 감염되므로 배우자도 콘딜로마에 걸렸는지 확인하는 것이 필요합니다.

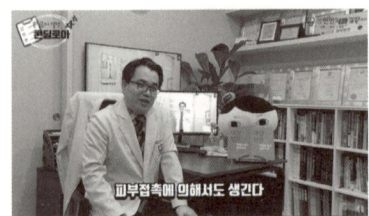
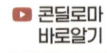

콘딜로마는 전염되나요?

인체유두종바이러스의 전염력은 매우 강력하므로 1회의 성접촉으로 감염될 확률이 50~70%에 이르는 것으로 알려져 있습니다. 더불어 무증상으로 인체유두종바이러스를 보유하는 경우가 많으므로 통계적으로 인생 전체에 걸쳐 전 인구의 30~40%가 인체유두종바이러스를 보유하고 있는 것으로 보고되고 있습니다. 따라서 인체유두종바이러스는 부정한 성관계만이 아니더라도 언제든 감염될 가능성이 있다고 하겠습니다. 밀접한 피부 접촉만으로도 항문 주변에 옮길 수 있다고 알려져 있으므로 정확히 언제 발생했는지를 판단할 수 없는 경우들도 많습니다.

콘딜로마 예방주사가 있나요?

인체유두종바이러스에 대한 예방주사 접종이 가능합니다. 대표적으로 가다실(9가)과 서바릭스(4가) 예방주사가 있습니다. 서바릭스나 가다실과 같은 자궁경부암 예방주사로 알려진 인체유두종바이러스 예방주사는 예방적 효과가 있는 것으로 알려져 있습니다.

치질 백과사전 ——————— ⓘ ——————— 무엇이든 물어보세요

PART. 2

항문 수술
주의사항

1. 항문 검사와 마취
2. 수술 전 주의사항
3. 수술 후 주의사항
4. 장편한외과

항문 수술 주의사항 1

항문 검사와 마취

1. 항문 검사
2. 마취

1. 항문 검사와 마취
1. 항문 검사

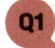

항문 검사로 어떤 검사를 주로 하나요?

정확한 진단을 위해서는 정확한 검사가 필요합니다. 치료와 수술도 매우 중요하지만, 정확한 진단이 기본이 되어야 합니다. 항문질환을 진단하기 위해서는 기본적으로 몇 가지 검사가 필요합니다. 감별진단을 정확히 하고, 오진하지 않기 위해서는 '직장수지검사'와 '항문경 검사'와 '항문 초음파 검사'가 기본입니다.

첫 번째, 직장수지검사입니다. 대장항문외과 의사가 하는 '직장수지검사'는 특별합니다. 이 검사를 통해 치핵의 정도, 치루와 항문농양의 상태 등을 간접적으로 알 수 있습니다.

두 번째, 항문경 검사입니다. 항문과 항문 근처의 직장 일부를 보는 검사입니다. 항문을 관찰하는 데는 대장내시경 검사보다 항문경 검사가 더 유용할 때도 있습니다.

세 번째, 항문 초음파 검사입니다. 항문 초음파 검사는 엄청 중요한 검사고, 몇 년 전부터는 의료급여도 인정되어 비용적으로도 부담이 적어졌습니다. 저는 항문 초음파를 검사하고 한 번씩 깜짝 놀랍니다. 다른 병·의원에서 치질을 진단받고 오셨지만, 항문 초음파 검사를 해 보면 숨어 있는 치루나 항문농양이 있는 경우가 종종 있기 때문입니다. 항문농양으로 진단받고 오신 분 중에서도 항문 초음파로 치루를 추가로 진단하는 경우가 제법 있습니다. 항문경 검사와 직장수지검사만으로는 놓칠 수 있으므로 감별진단을 위해서 항문 초음파 검사를 반드시 하셔야 합니다.

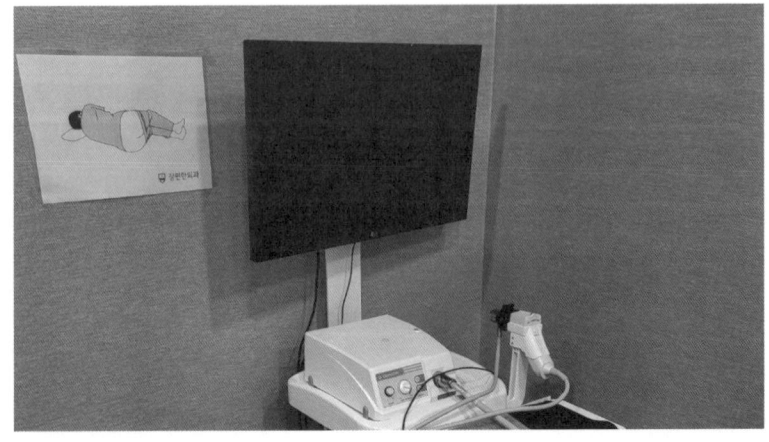

직장수지검사는 무엇이며, 왜 하나요?

직장수지검사는 항문 안으로 손가락을 넣어 항문과 직장 일부를 만져보는 검사입니다. 물론 직장수지검사 시 통증을 최소화하기 위해서 젤을 충분히 사용하여 검사합니다.

직장수지검사는 굉장히 중요합니다. 저의 국립암센터 은사님께서 '직장수지검사는 반드시 해야 한다.'라고 늘 강조하셨습니다. 의료 기술이 발달할수록 의료장비도 발달하지만, 그보다 더 중요한 것은 의사의 촉진과 시진(눈으로 하는 검사)이 기본입니다. 기본을 놓치면 아무리 비싼 장비로, 아무리 많은 검사를 해도 진단이 정확하지 않을 수 있습니다.

직장수지검사로 치질이 얼마나 심한지, 치루가 어디로 진행하는지, 항문 농양이나 치열이 있는지도 알 수 있습니다. 진단 기술이 발달하면서 다른 검사에만 의존하는 경우가 많은데 장편한외과는 기본을 지킵니다. 그리고 저희는 아프지 않게 검사합니다. 많은 분들께서 "다른 병·의원에서 검사할 때 너무 아팠어요. 이번에는 안 하고 싶어요."라고 하시는데 저는 정말 안 아프게 검사합니다.

항문경 검사는 왜 하나요?

항문경 검사는 항문질환을 진단하기 위해서 해야 하는 기본 검사입니다. 호흡기질환으로 병·의원에 찾아가면 기본적으로 청진기를 대보고, 심장이 안 좋아서 병·의원에 찾아가면 기본적으로 심전도 검사를 하는 것과 마찬가지입니다. 빈혈이 있으면 혈색소 검사를 하듯이 항문 검사의 기본은 항문경 검사입니다.

항문경 검사는 항문과 항문연(항문과 직장의 경계) 바로 위의 직장을 보는 검사입니다. 항문경 검사로 이 부위를 검사하는 것은 대장내시경으로 보는 것보다 더 정확할 때도 있습니다. 저도 대장내시경을 많이 하지만, 대장내시경으로 항문을 관찰하는 것보다 항문경으로 항문을 관찰하는 것이 훨씬 더 정확할 때도 종종 있습니다.

항문경 검사 시 관장해야 하나요?

일반적으로는 항문경 검사를 위해 관장을 시행하지 않습니다. 하지만 변비가 심해 관찰이 불가능할 때는 가끔 관장하는 때도 있습니다.

항문 초음파 검사는 왜 하나요?

항문경과 마찬가지로 항문 초음파 검사도 항문질환을 감별 진단하는 데 매우 중요한 검사입니다. 특히 항문 초음파 검사는 치루와 항문농양을 진단하는 데 탁월한 검사이며 필요한 검사입니다. 치루의 상태, 형태를 파악하여 단순 치루인지 복잡 치루인지를 알 수 있습니다. 치루의 길이 어느 쪽으로 가고 있는지도 알 수 있습니다. 또한, 항문농양의 상태, 깊이, 정도, 심각성도 알 수 있습니다. 그리고 치질을 정확히 진단하기 위해서도 큰 도움이 되는 검사입니다. 항문 초음파를 통해 정확한 감별 진단이 가능합니다.

이전에 타 병·의원에서 치질이라고 진단받은 분이 찾아오신 적이 있습니다. 치핵을 꼭 수술해야 하는지 다시 한번 확인하기 위해서 장편한외과에 오셨던 분입니다. 제가 직장수지검사와 항문경 검사를 해 보니 수술을 안 해도 될 정도의 치핵이었습니다. 하지만 항문 초음파 검사를 해 보니 치루가 있었습니다. 항문 초음파 검사를 통해 숨어 있던 치루를 진단한 것입니다.

치핵과 치루는 완전히 다른 질환이기 때문에 정확히 진단하는 것이 무척이나 중요합니다. 국립암센터에서 근무하다가 최근에 개원한 후배도 같은 이야기를 합니다. 개원하고 3개월 동안 치질이라고 진단했던 것이 항문 초음파 검사를 통해 치루로 밝혀진 경우가 몇 번이나 있었다고 말입니다.

항문 초음파 검사는 보험적용이 되나요?

다행히도 항문 초음파 검사는 몇 년 전에 의료보험 급여가 인정되어 과거보다 비용이 많이 낮아졌습니다. 과거에는 항문 초음파 검사가 비급여 항목이었지만, 이제는 급여 항목이 되어 비용 부담이 적어진 것입니다. 그래서 과거에는 10~15만 원 정도 했던 검사가 이제 2만 원 정도 합니다.

저는 아직도 항문 초음파 검사 장비가 없어서 항문 초음파 검사를 하지 않는 병·의원이 있다는 사실이 안타깝습니다. 저는 항문질환을 정확하게 진단하고, 확실하게 감별진단을 하기 위해 항문 초음파 검사가 필요하다고 생각합니다. 항문 초음파 검사는 항문외과 의사에게는 청진기와도 같은 검사입니다.

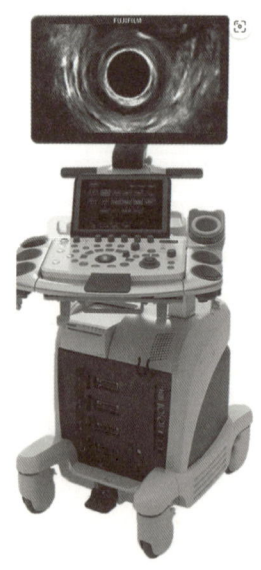

항문 초음파 검사는 아픈가요?

과거에는 항문 초음파 검사가 아팠고, 지금도 초음파 장비가 굵다면 통증이 있는 경우도 있습니다. 하지만 최근에 출시된 항문 초음파 장비는 프로브의 굵기가 상당히 가늘어서 아프지 않습니다. 저희 장편한외과에서 쓰는 항문 초음파 장비는 얇아서 엄청 편합니다. 그래서 대부분 타 병·의원에서 검사하시고 통증 때문에 걱정하셨던 분도 장편한외과에서 검사하고 나서는 아프지 않다고 하십니다. 너무 걱정하지 않으셔도 됩니다.

항문 초음파는 모든 항문외과에서
필수적으로 받을 수 있는 검사인가요?

아쉽게도 항문 초음파 장비가 없는 곳도 있으니 확인을 해 보시고 가시는 것이 좋습니다. 항문 초음파 검사를 안 하시는 의사분도 계시기 때문입니다. 항문 초음파 검사가 과거에는 비급여였기 때문에 장비를 갖추지 않은 병·의원들이 있었습니다. 하지만 의료급여가 되면서 많은 병·의원들이 항문 초음파 장비를 갖추게 되었습니다. 그러나 아직도 일부에서는 항문 초음파 장비가 없는 곳도 있습니다.

항문질환이지만 대장내시경을 해야 하는 경우는 어떤 경우인가요?

직장수지검사와 항문경 검사와 항문 초음파 검사가 항문질환 진단에 기본적인 검사이지만, 항문질환의 정확한 진단을 위해 대장내시경 검사가 필요할 때가 있습니다.

첫 번째는 염증성 장질환이 의심될 때입니다. 염증성 장질환 중 크론병에서는 치루가 잘 생깁니다. 크론병은 위장관 어디에든 생길 수 있는데, 이것이 항문에 생겨서 첫 증상이 치루인 경우가 있습니다. 그래서 처음엔 치루만 있는 줄 알았는데, 알고 보니 크론병과 관련된 치루라고 결론 나는 경우도 있습니다. 이럴 때는 반드시 대장내시경을 해야 합니다.

대장내시경이 필요한 두 번째 경우는 출혈이 있을 때입니다. 항문 출혈의 가장 흔한 원인이 치핵 같은 항문질환이지만, 대장질환으로 인해서 출혈이 있을 수도 있으므로 대장내시경이 필요합니다. 특히나 35세 이상이거나 대장내시경을 하신 지 3년이 지났으면 출혈이 주 증상일 때 대장내시경이 필요합니다.

대장내시경이 필요한 세 번째 경우는 35세 이상에서 최근 3년 이내에 대장내시경을 시행하지 않은 경우입니다. 주 증상이 출혈이 아니더라도 35세 이상이면 대장용종이나 대장암이 있을 수도 있으므로 최근 3년 이내에 대장내시경을 하지 않으셨다면 추천해 드립니다.

대장내시경이 필요한 네 번째 경우는 대장암이 의심되는 경우입니다. 배변 습관의 변화, 변비나 설사, 복통, 체중감소, 혈변, 점액성 분비물, 종괴가 만져지는 등 대장암이 의심되는 증상이 있으면 대장내시경이 필요합니다.

마지막으로는 대장암이나 대장용종의 가족력이 있는 경우에도 대장내시경이 필요합니다.

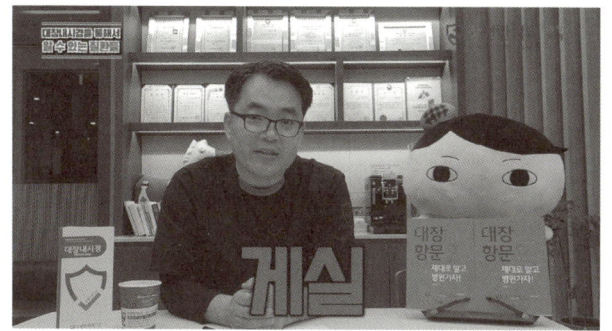

항문 검사의 종류에 따라 비용 차이가 크나요?

맞습니다. 검사 종류에 따라서 비용 차이가 큽니다.
그리고 항문 수술을 하기 전에 필요한 검사가 무엇이냐에 대해서 의사마다 의견이 다릅니다. 하지만 저는 꼭 필요한 검사만 시행하려고 합니다.

항문 수술 후에는 어떤 검사를 받게 되나요?

치루나 항문농양 때문에 수술한 분은 수술 후 상처가 회복될 때쯤 항문 초음파를 통해 항문괄약근과 재발 여부를 확인합니다. 치질 수술 후에는 직장수지검사로 항문이 협착되었는지 확인합니다. 저는 보통 치핵 수술 후 2-3주에 확인하거나 치료를 마칠 때 직장수지검사를 합니다.

항문 검사를 잘하는 병·의원 기준은 무엇인가요?

검사하는 의사의 경험과 실력이 중요하며, 과하게 검사하지 않는 곳과 장비가 좋은 병·의원을 추천해 드립니다.

의료장비에 따라서 검사 비용이 달라지는 것은 아니기에 이왕이면 의료장비가 좋은 곳에서 검사하는 것이 좋습니다. 그렇다고 너무 많은 검사를 권유하는 곳도 추천해 드리지 않습니다. 정말 꼭 필요한 검사만 추천하고, 정직하고 정확하게 진료하고 정성을 다해 설명해 주는 병·의원에서 검사받는 것이 좋지 않을까 싶습니다. 그리고 항문 초음파 검사와 항문경 검사와 직장수지검사는 의사의 경험과 실력에 따라 결과가 다소 달라질 수 있으니 선택을 잘 하셔야 합니다.

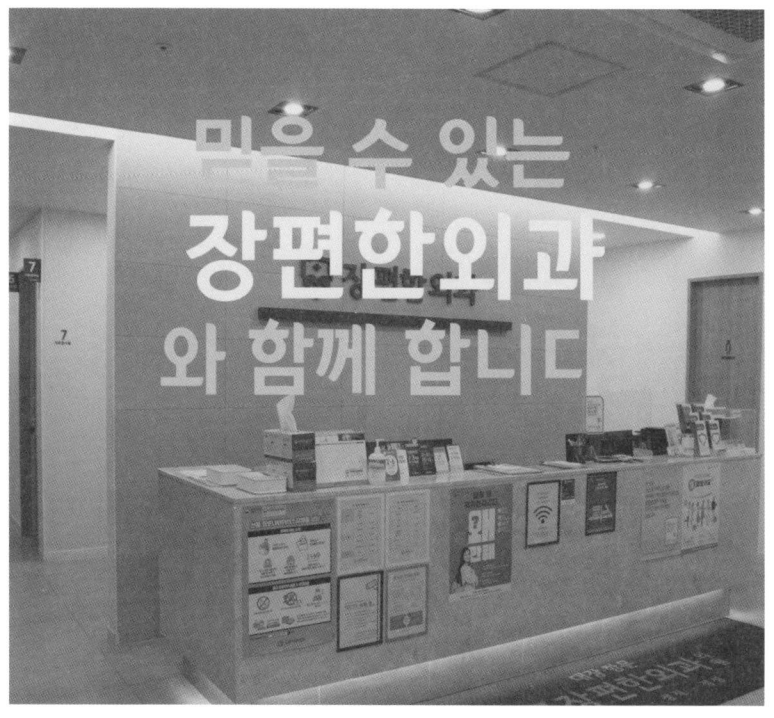

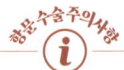

1. 항문 검사와 마취
2. 마취

항문 수술을 할 때 마취는 어떻게 하나요?

항문 수술 때 사용하는 마취 방법은 병·의원마다 조금씩 다릅니다. 저희 장편한외과에서는 미추마취를 하는데, 대부분 의사 선생님들은 척추 마취를 합니다. 그리고 일부 선생님은 전신 마취나 국소 마취를 하는 경우도 있습니다. 저희 장편한외과에서는 대부분 미추 마취로 수술하고, 간혹 국소 마취로 수술하고 있습니다. 척추 마취와 전신 마취는 저희는 하지 않습니다. 어떤 마취로 수술할지는 의사마다 의견이 조금씩 다를 수 있습니다. 하지만 마취 방법이 다르다고 해서 수술 방법이 달라지는 것은 아닙니다.

장편한외과에서 미추 마취로 수술을 많이 하는 이유는 미추 마취가 탁월하게 좋은 마취라고 생각하기 때문입니다. 저도 과거에는 척추 마취로 수술을 했지만, 척추 마취의 합병증 때문에 이제는 더 이상 척추 마취로 수술하지 않습니다.

마취 방법에 따라 수술 후 일상복귀의
시기가 달라지나요?

맞습니다. 마취 방법에 따라 회복 기간은 상당히 큰 차이가 있습니다. 미추 마취는 회복이 빠릅니다. 1~2시간만 지나도 마취가 풀리니까 걸어 다니시고, 화장실 가시고, 운전하시고, 산책하러 가시고, 샤워하시고, 움직이는 게 다 가능합니다. 심지어 수술하고 당일에 일하시는 분도 계십니다. 그래서 미추 마취는 수술 당일에 퇴원할 수 있습니다.

이에 비해 척추 마취는 입원하셔야 합니다. 그리고 수술 후 6시간 동안 움직이지 못하고 누워 계셔야 합니다. 척추 마취 후 움직이면 뇌척수액이 샐 수 있기 때문입니다. 뇌척수액이 새면 두통이 생기고, 소변이 잘 안 나오고, 혈압이 떨어지는 등 여러 가지 합병증이 생길 수 있습니다.
국소 마취는 회복이 빠른 면에서는 미추 마취 같은 장점이 있지만 마취 시 통증이 있고, 국소마취로 가능한 수술이 한정적입니다.

척추 마취와 미추 마취, 국소 마취의 통증 정도는 다른가요?

마취할 때의 통증은 다르지만 수술 후 통증은 비슷합니다. 수술 방법에 따라 통증이 달라지는 것이지 마취 방법에 따라서 통증이 달라지는 건 아닙니다.

대신에 마취가 풀리는 소요시간이 다릅니다. 국소 마취는 대략 30분이면 마취가 풀리고, 미추 마취는 1~2시간 정도 지나면 마취가 풀리며, 척추 마취는 6시간 이상 누워계셔야 합니다.

그리고 다른 마취에 비해 국소 마취는 마취 시 통증이 제법 있습니다. 바늘이 들어갈 때 아프고 여러 번 찔러야 하기 때문입니다.

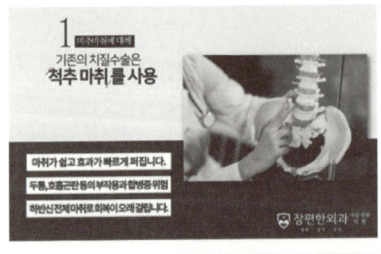
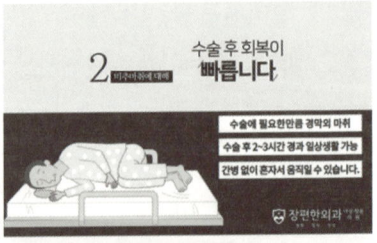
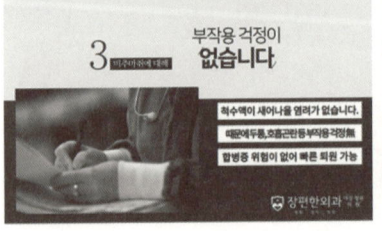
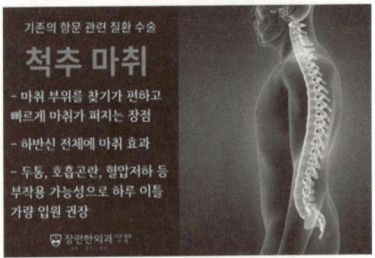

척추 마취와 미추 마취의 가장 큰 차이는 무엇인가요?

척추 마취는 허리 부위의 척추에 마취해서 하반신을 마비시키는 방법입니다. 간혹 마취가 허리보다 더 위쪽까지 되면 심장이나 폐에 부담을 줄 수 있어 주의해야 합니다. 또한, 척추 마취는 마취 후 뇌척수액의 누출로 인해 두통, 배변 장애(소변이 안 나오는 증상), 혈압 저하 등이 발생할 수 있습니다.

반면 미추 마취는 꼬리뼈 쪽에 마취하고, 뇌척수액 누수가 없으므로 척추 마취의 합병증 같은 일은 발생하지 않습니다. 그래서 저희 장편한외과는 미추 마취로 수술합니다. 또한, 미추 마취의 가장 큰 장점은 당일에 퇴원할 수 있다는 것입니다. 물론 당일에 퇴원하시더라도 하루 입원으로 인정됩니다.

미추 마취하면 얼마나 오랫동안 마취가 되는 건가요? 혹시 수술 중간에 마취가 풀리지는 않나요?

항문 수술은 시간이 그리 오래 걸리지 않기 때문에 그만큼 마취도 오래 지속되지 않아도 됩니다. 대부분 미추 마취는 1~2시간 전후로 마취가 풀리게 됩니다. 따라서 당연히 수술 중간에 마취가 풀리는 예는 없습니다.

미추 마취의 장점은 무엇인가요?

제가 미추 마취로 수술하는 가장 큰 이유는 척추 마취의 합병증 때문입니다. 척추 마취를 하게 되면 간혹 드물기는 하지만 소변이 안 나와서 소변줄을 꽂아야 합니다. 또는 뇌척수액이 새면서 제법 흔하게 두통이 생기기도 합니다. 특히 야윈 여성분들은 두통이 자주 발생합니다. 그리고 척추 마취를 했다가 혈압이 저하되어 응급상황이 발생하기도 합니다.

하지만 미추 마취를 하면 소변줄을 꽂아야 하는 일도 없고, 혈압이 떨어지는 일도 없으며, 두통이 생기는 일도 없습니다. 척추 마취를 하면 생기는 합병증이 미추 마취를 하면 생기지 않습니다.

두 번째로, 척추 마취를 하면 6시간 동안 꼼짝없이 누워 있어야 하며, 1박 이상 입원도 해야 합니다. 뇌척수액의 누수로 인한 합병증을 예방하기 위해서입니다. 하지만 미추 마취는 1~2시간이면 마취가 풀리고, 움직임이 가능합니다. 마취가 풀리면 화장실을 가셔도 되고, 운전도 가능합니다. 산책도 가능하고 샤워도 가능합니다. 따라서 미추 마취는 당일 퇴원이 가능합니다. 수술한 당일에 심지어 일하러 가시는 분들도 있으십니다.

다른 병·의원에서 미추 마취를 하지 않는 이유는 무엇인가요?

미추 마취는 다소 어려운 마취 방법이기 때문입니다. 척추 마취는 바늘로 찌르기만 하면 마취가 되는데 미추 마취는 다소 어렵습니다.

척추 마취는 척추뼈와 척추뼈 사이로 마취액을 주입하는 것이고 미추 마취는 꼬리뼈와 꼬리뼈 사이에 마취액을 주입하는 것입니다. 그렇기에 '꼬리미(尾)' 자를 써서 미추 마취라고 하는 것입니다. 미추 마취는 교과서에서도 실패율이 꽤 높은 것으로 쓰여 있을 만큼 다소 어렵습니다. 하지만 미추 마취는 무엇보다 합병증이 거의 없는 안전한 방법입니다.

다른 의사분들이 미추 마취를 하지 않고, 척추 마취를 많이 하는 두 번째 이유는 아주 오래전부터 척추 마취만을 해왔기 때문에 척추 마취에 익숙해진 분들이 많기 때문입니다. 저 역시나 12년 전 대장항문 전문병원에서 근무할 때는 척추 마취밖에 할 줄 몰랐습니다. 저에게 척추 마취를 가르쳐준 의사도 척추 마취만 할 수 있는 의사였고, 같이 근무하던 동료 의사도 척추 마취만 할 수 있었습니다. 그래서 굳이 미추 마취를 배우려 하지 않았습니다. 그때는 저 역시 마찬가지였습니다. 하지만 최근에는 미추 마취로 수술하시는 분들이 늘어나고 있으므로 앞으로 점점 척추 마취보다 미추 마취를 하시는 분이 많아질 것이라 감히 예상해 봅니다.

그 외에도 여러 가지 이유로 척추 마취를 하는 분들도 계시지만 중요한 것은 미추 마취는 항문 수술에 있어 너무나도 좋은 마취 방법이라는 것입니다. 처음에는 다소 어려움이 있지만 익숙해지면 너무나 좋은 마취라고 생각합니다. 적어도 척추 마취의 합병증이 없는 안전한 마취 방법이기 때문입니다. 두통, 배뇨 장애, 저혈압 같은 심각할 수도 있는 합병증이 없는 미추 마취를 강력 추천해 드립니다.

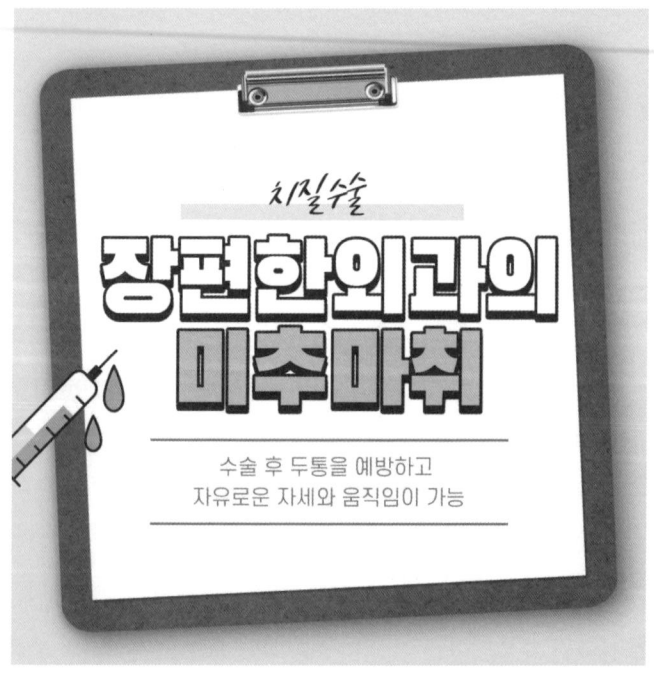

마취하기 전에 금식이나 관장을
안 해도 되나요?

척추 마취로 수술하는 경우에는 금식도 필요하고, 관장도 해야 합니다. 하지만 미추 마취로 수술하는 경우에는 금식과 관장을 안 해도 됩니다. 척추 마취를 할 때 금식하는 이유는 수술 후 6시간 동안 누워 있어야 하기 때문이며, 척추 마취를 하는 도중에 구토가 일어나 음식물이 폐로 흡인되는 예도 있기 때문입니다.

그리고 척추 마취 때문에 발생할 수도 있는 합병증 때문입니다. 척추 마취는 하반신이 마비되는데, 간혹 마취 정도가 강해서 하반신보다 위쪽까지 마취가 될 때가 있습니다. 그러면 혈압이 떨어지고 잘못하면 구토를 해서 흡인성 폐렴이 생길 수도 있습니다. 따라서 그런 합병증이 생길 수 있으므로 금식을 하는 것입니다. 하지만 미추 마취는 그런 부작용이 없으므로 저희 장편한외과는 금식하지 않아도 됩니다.

또한, 척추 마취는 마취 바늘이 들어간 작은 구멍으로 뇌척수액이 새어서 합병증이 생길 수 있으므로 6시간 동안 반듯하게 누워 있어야 합니다. 그 시간 동안에는 화장실도 갈 수 없습니다. 그리고 소변을 잘 보지 못해 소변줄까지 끼워야 하는 경우도 생깁니다. 따라서 수술 전에 관장이 필요합니다. 하지만 미추 마취는 수술 후 1~2시간만 지나도 화장실에 갈 수 있으므로 굳이 관장할 필요가 없습니다.

미추 마취가 그렇게 좋나요?

여러 가지를 종합해 볼 때 항문 수술을 할 때는 미추 마취가 가장 좋습니다. 저는 척추 마취로 항문 수술을 하다가 미추 마취를 접하고 나서 새로운 세상을 맞이하는 느낌이었습니다. '이렇게 좋은 것을 10년 넘게 알지 못했다는 사실이 너무 부끄럽다.'라고 생각했습니다. '앞으로는 더 좋은 것이 있다면 열심히 배워야겠다.'라는 생각도 했습니다.

그리고 이제는 우리나라 의사들에게 미추 마취를 전파하는 역할을 하고 있습니다. 작년에 있었던 의사들을 대상으로 한 강의에서도 '척추 마취의 합병증을 극복하는 방법은 미추 마취이다.'라는 점을 강조하였습니다. 그리고 이제는 많은 의료소비자분께서도 '미추 마취가 좋다.'는 점을 인식하시고, 전국에서 미추 마취를 위해 장편한외과에 오셔서 너무 감동입니다.

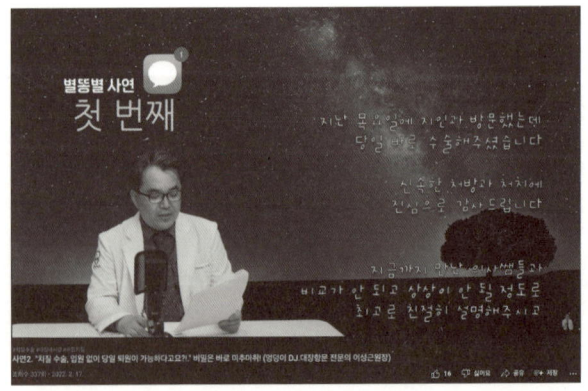

미추 마취로 수술하면 퇴원은 언제 하나요?

수술 후 통증이 없으면 간단한 수술인 경우에는 1~2시간만 지나도 퇴원이 가능합니다. 그래서 아침에 오셔서 수술하시고 바로 출근하는 분도 제법 계십니다.

만약 간단한 수술이 아니었거나 통증이 있으면 진통 주사를 맞고 퇴원하시는 것도 좋습니다. 저희가 당일 퇴원을 하지만, 입원실이 있으므로 수술 후 원하실 때까지 충분히 쉬었다가 가셔도 됩니다. 수술 방법에 따라서 통증의 정도가 다르므로 심한 치핵이나 치루 수술을 하신 분들은 통증이 없을 때까지 충분히 쉬었다가 가시는 것을 추천해 드립니다.

수술하는 날에 보호자 없이 와도 되나요?

예. 저희는 보호자가 안 계셔도 됩니다. 물론 보호자가 함께 오셔도 좋지만 말입니다.
척추 마취를 하면 6시간 동안 움직이지 못하기 때문에 아무래도 보호자가 계시면 좋겠지만, 미추 마취는 수술 후 1~2시간만 지나도 혼자서 화장실을 가시거나 움직이는 것이 가능하므로 반드시 보호자가 계셔야 하는 것은 아닙니다.

국소 마취로 수술이 가능한 경우는 어떤 경우인가요?

표재성 항문농양, 혈전성 치핵 같은 경우에는 국소 마취로 수술할 수 있습니다.
하지만 심부 항문농양, 치질 수술, 치루 수술 등은 미추 마취로 수술을 하는데 그 이유는 항문 안쪽까지 충분히 살펴보아야 하고, 치질 뿌리까지 제거해야 하며, 치루는 모든 염증의 길을 다 제거해야 하기 때문입니다.

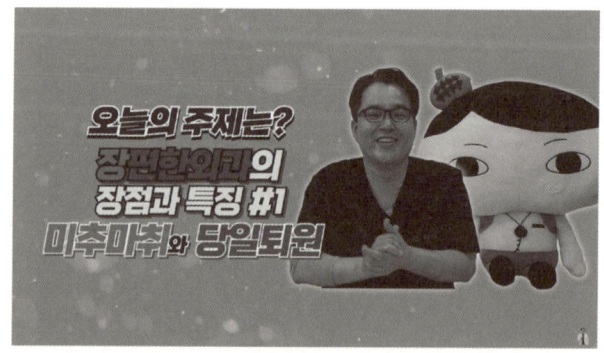

▶ 장편한외과의
장점과 특징

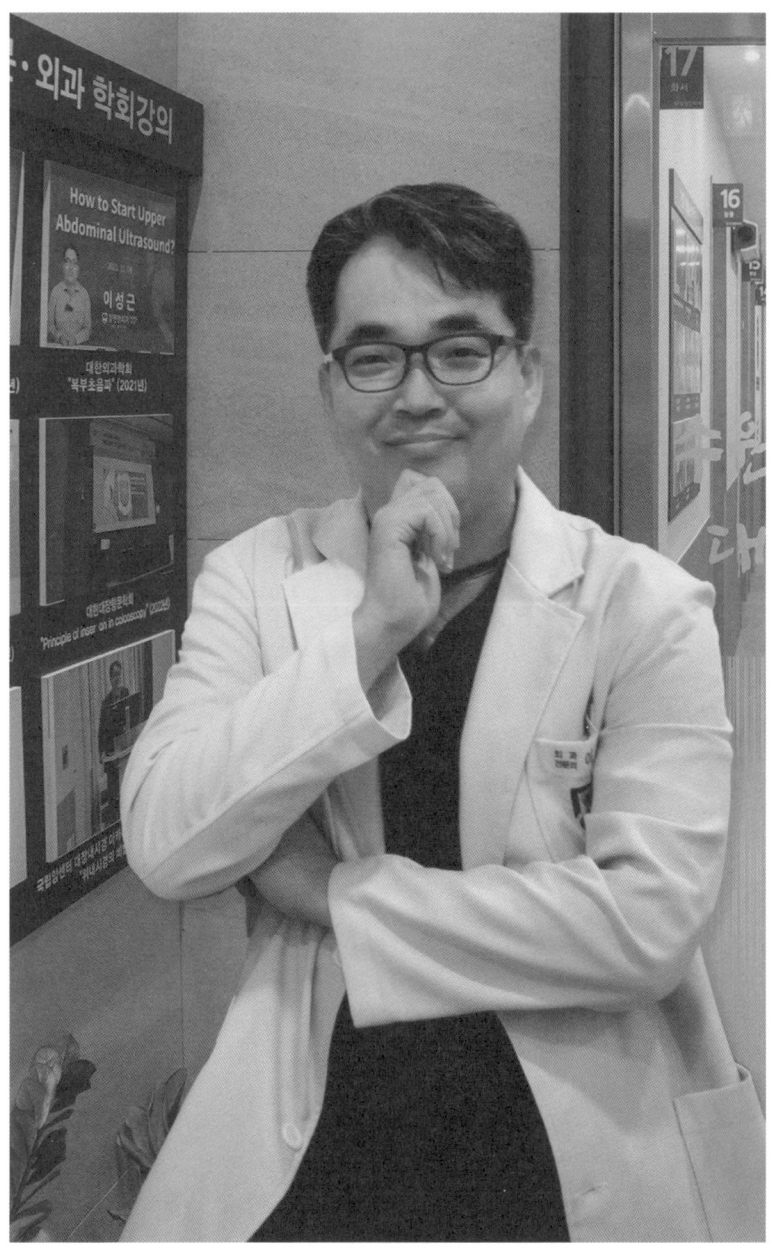

항문 수술 주의사항 2

수술 전 주의사항

1. 수술 준비
2. 수술 전 궁금증

2. 수술 전 주의사항
1. 수술 준비

수술하기 전에 준비할 것은 무엇인가요?

장편한외과에서 수술하기 전에 준비할 것은 사실 별로 없습니다. 장편한외과는 미추 마취로 수술을 하고, 당일 퇴원하기 때문입니다. 그리고 장편한외과는 당일에 오셔도 당일 수술이 가능합니다. 그래서 다른 병·의원하고는 다소 다릅니다.

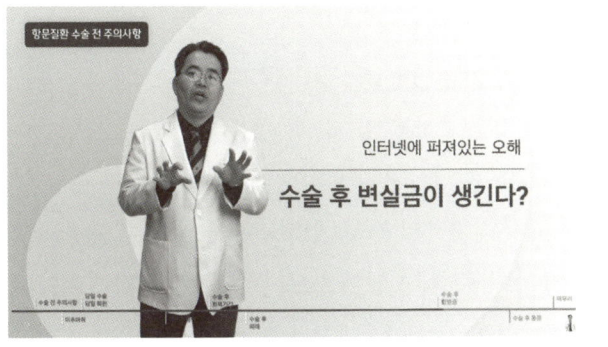

▶ 치질수술 전 주의사항

당일 퇴원을 하므로 입원 준비는 안 하고 오셔도 됩니다. 대부분의 병·의원에서는 항문 수술을 하면 입원을 합니다. 왜냐하면, 대부분의 병·의원에서는 척추 마취로 수술을 하기 때문입니다. 척추 마취로 수술한 경우에는 6시간 동안 가만히 누워 있어야 하고, 움직이시면 안 되기 때문에 화장실도 못 갑니다. 하지만 저희는 미추 마취로 수술하기 때문에 수술이 끝나고 나서 1~2시간 후에 화장실에 가셔도 되고, 움직임도 얼마든지 가능합니다. 물론 당일 퇴원하시지만, 하루 입원으로 인정이 됩니다. 보험회사에서는 항문 수술이 실비로 인정이 되면 입원비용까지 다 받으실 수 있습니다.

그리고 저희는 수술 전에 관장하지 않고, 수술 전에 금식하지 않습니다. 이 역시나 미추 마취로 수술하기 때문입니다. 척추 마취는 수술 전에 금식하셔야 합니다. 척추 마취가 너무 과하게 되면 구토로 인해 흡인성 폐렴 등이 발생할 수 있기 때문입니다. 하지만 미추 마취는 그러실 필요가 없습니다. 항문 주위만 마취가 되기 때문에 부작용이 없기 때문입니다.

수술 전 준비하면 도움 되는 것이 있을까요?

반드시 필요한 것은 아니지만 좌욕기와 방석이 있으면 좋습니다.
물론 장편한외과에도 모두 갖춰져 있으므로 언제든지 구매하실 수 있습니다. 인터넷으로 주문하면 배송하는 데 시간이 소요되기 때문에 정작 필요할 때 사용을 못 할 수도 있습니다.

수술 후 회복 기간과 외래 방문은 언제까지인가요?

상처가 완전히 아물 때까지 회복 기간은 천차만별이지만 보통 한 달 정도를 말씀드립니다. 물론 수술이 간단한 경우에는 2주 정도에 낫기도 합니다. 그리고 아주 심각한 경우에는 2달 이상 소요되는 예도 있습니다. 그렇다고 이 기간 동안 아무 일도 못 하거나 출근을 못 하는 것은 아닙니다. 보통은 수술 후 2~3번 배변 후에는 많이들 편안해 하십니다. 수술 종류와 수술 방법에 따라서도 아주 다르므로 수술한 의료진과 상의가 필요합니다.

외래는 3~5번 정도 오시면 됩니다. 보통 수술한 다음 날에 오시고, 일주일 정도 후에 오시고, 그로부터 2주 정도 후에 오십니다. 치질 수술 후 2~3주 후에는 항문 협착이 있는지 확인이 필요하기 때문입니다. 그리고 치루 수술 후 3~6주 후에 항문괄약근의 상태와 재발 여부를 항문 초음파로 확인하는 것이 필요하기 때문입니다. 물론 병·의원마다 외래 방문 횟수와 시기는 다릅니다.

항문 수술을 하려고 하는데 휴가를 며칠 정도 내야 좋을까요?

역시나 수술마다 너무나 다릅니다. 하지만 보통은 1~2일 정도 휴가를 내시면 도움이 됩니다. 수술 후 다음날 오셔서 주사 치료를 하시는 것이 도움이 되고, 배변을 2~3번 할 때까지는 통증 치료를 하는 것이 도움이 되기 때문입니다. 물론 장편한외과에서는 미추 마취로 수술하기 때문에 수술한 날에 출근하는 분도 계시기는 합니다.

그리고 수술 후 1~2일 정도까지는 출혈을 주의해야 하며, 무거운 것을 드는 일도 삼가는 것이 필요합니다. 따라서 노동강도가 센 일은 1~2일 정도 안 하시는 것이 좋습니다.

항문 수술 후 회복 기간이 사람마다 다른 이유가 무엇인가요?

수술하기 전 상태가 사람마다 다르기 때문입니다. 모든 치핵이 다 똑같은 것은 아니기에 치질 수술도 모두 같은 것은 아닙니다. 내치핵도 1기, 2기, 3기, 4기로 나뉘고, 같은 4기라고 하더라도 상태가 사람마다 다를 수 있습니다. 그리고 사람마다 항문의 모양과 항문괄약근의 강도가 다릅니다. 그래서 '100명의 치질에는 100가지 치질 수술이 있다.'라고 할 정도로 다를 수 있습니다.

그리고 사람마다 수술 후 관리를 어떻게 하느냐에 따라서도 회복 기간에 차이가 있을 수 있습니다. 예를 들어, 좌욕을 얼마나 자주 하는지, 연고를 제대로 발라주는지, 필요한 경우 소독을 제대로 하는지에 따라서 회복 정도의 차이가 있습니다. 그리고 약도 잘 드셔야 하고, 금해야 하는 일(술, 격렬한 운동)도 잘 지켜야 회복이 빠릅니다.

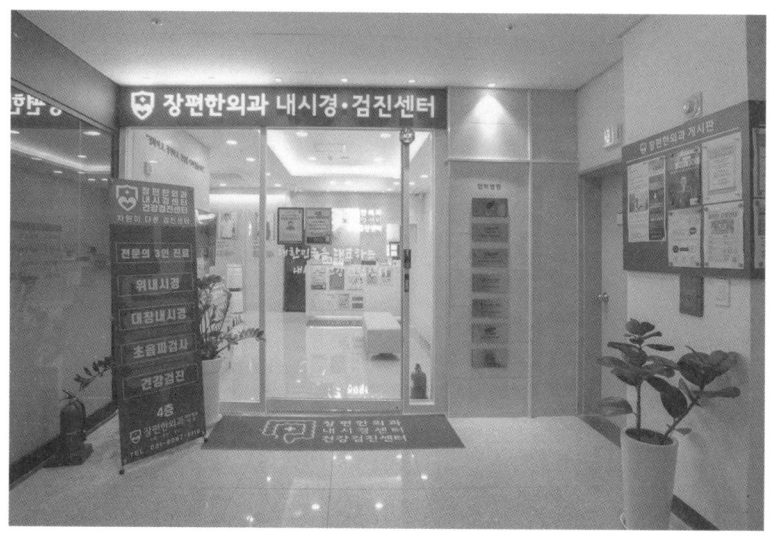

2. 수술 전 주의사항
2. 수술 전 궁금증

항문 수술 합병증이 흔한가요?

항문 수술 합병증은 생길 수 있지만, 너무 큰 걱정은 하지 않으셔도 됩니다. '치질 수술을 잘못하면 변실금이 생긴다.', '치루 수술하고 나면 변실금이 생긴다.'라는 소문이 있지만, 장편한외과에서는 그리 걱정하지 않으셔도 됩니다. 괜한 걱정 때문에 수술을 해야하는 상황인데도 수술을 미루면 안 되겠습니다.

물론 치질은 수술을 반드시 해야 하는 것은 아니므로 진찰을 먼저 하시고 결정하면 됩니다. 하지만 치루와 항문농양은 더 진행되기 전에 수술하셔야 합니다. 중요한 것은 합병증이 발생하지 않도록 최선을 다하는 병·의원에서 수술하시는 것입니다.

항문 수술 후에 소변줄을 꽂아야 하는 일이
생길 수 있다고 하던데 사실인가요?

미추 마취로 수술하는 장편한외과에서는 역시나 걱정하지 않으셔도 됩니다. 척추 마취로 수술하시면 배뇨장애가 간혹 발생하지만 미추 마취는 그럴 일이 없기 때문입니다.

그래서 과거 수술 시 소변 문제 때문에 고생하셨던 분들께서 장편한외과에 오시는 분이 많습니다. 과거 수술 후 소변줄을 꽂을 때 느꼈던 수치심과 고생 때문에 미추 마취를 하기 위해서 오시는 것입니다.

항문 수술 후 당일에 운전해도 되나요?

장편한외과에서 미추 마취로 수술하신다면 가능합니다.
하지만 척추 마취로 수술하는 경우에는 당일에 운전하기 어렵습니다. 척추 마취는 뇌척수액이 새면서 두통이 생기거나 소변이 안 나오거나 혈압이 떨어지는 등의 합병증이 발생할 수 있기 때문입니다.

수술 후에 복용하는 약은 어떤 것이 있나요?

수술 방법과 수술한 의사마다 다소 차이가 있습니다.
저는 치핵 수술을 한 경우에는 붓기를 가라앉히는 약, 변을 무르게 하는 약, 진통제와 위장보호제를 퇴원약으로 드립니다. 간혹 치핵 수술 후 항생제를 처방하는 의사들도 있는데 저는 염증이 동반되지 않은 치핵은 수술 후에 항생제를 처방하지 않습니다. 물론, 치루와 항문농양 수술 후에는 저도 항생제를 처방합니다.

그리고 저희는 수술 후 퇴원하실 때 연고를 드리고 있습니다. 하나는 붓기를 가라앉히는 연고이고, 다른 하나는 통증을 완화하는 연고입니다(물론 추가로 비용이 발생하지 않습니다).

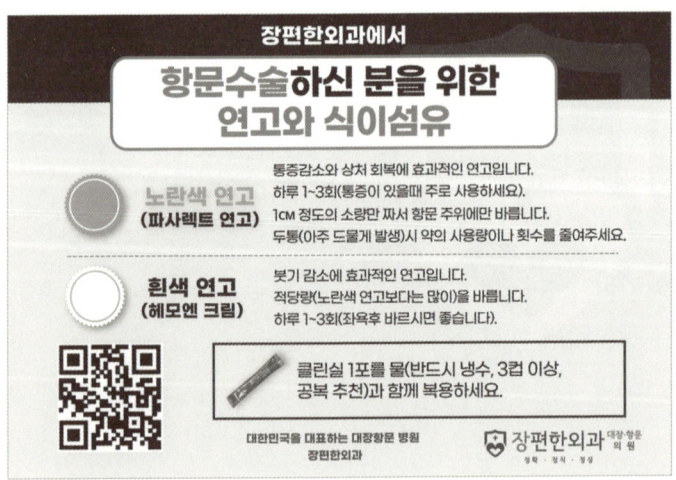

항문 수술을 할 병·의원을 결정할 때 어떤 점들을 고려해야 할까요?

첫 번째, 항문 수술에 대한 경험과 최신지식을 잘 아는 병·의원이면 좋습니다.

두 번째, 좋은 의사를 만나야 합니다. 실력 못지않게 인성도 중요합니다. 나를 가족처럼 대하는, 마음이 좋은 분을 만나는 게 중요합니다.

세 번째, 항문질환을 전문적으로 진료하는 병·의원이 좋습니다. 대장과 항문만 진료하는 세부 전문의라면 더욱 좋습니다.

네 번째, 의료장비도 따져봐야 합니다. 요즘에는 워낙 좋은 장비들이 많이 나오니까 최신 장비를 갖춘 병·의원이 좋습니다. 특히 항문 초음파가 굉장히 도움이 되기 때문에 항문 초음파가 좋은 곳을 선택하시는 것이 필요합니다.

다섯 번째, 수술을 무조건 권유하지 않는 병·의원이 좋습니다.

마지막으로 당일에 수술하고, 당일에 퇴원이 가능한 미추 마취를 하는 곳을 추천해 드립니다. 저는 미추 마취의 강점이 아주 많다고 생각하기 때문에 그런 병·의원을 추천해 드립니다.

항문 수술 주의사항 3

수술 후 주의사항

1. 통증
2. 출혈
3. 분비물
4. 배변
5. 식사
6. 상처 관리
7. 일상생활

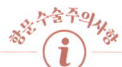

3.수술 후 주의사항
1. 통증

 Q1

항문 수술 후 통증을 완화하는 방법은 무엇인가요?

항문 수술 후 통증을 완화하는 방법은 많습니다. 많은 방법을 활용하여 통증을 최대한으로 줄이면 큰 도움이 될 것입니다. 대표적인 방법으로는 진통제, 무통 주사, 연고, 좌욕 등이 있습니다.

치핵 수술후 통증 완화를 위해 항문괄약근을 일부 절제하는 의사도 있는데 저는 절대 항문괄약근을 절제하지 않습니다. 항문괄약근을 절제하게 되면 변실금이 발생할 수도 있기 때문입니다.

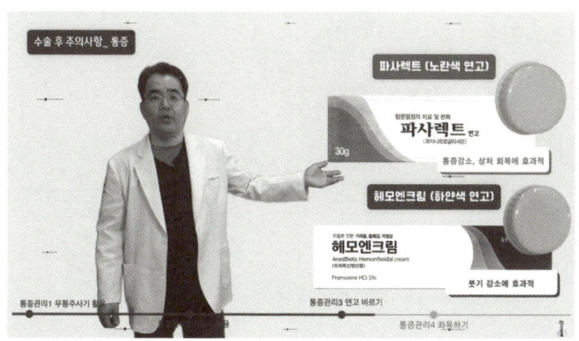

수술 후 주의사항

항문 수술 후 언제 주로 아픈가요?

첫 번째, 밤과 새벽에 아픕니다. 항문괄약근이 밤이나 새벽에 주로 경련하기 때문입니다. 그래서 저는 "주무시기 전에 진통제를 드시고 주무세요."라고 설명해 드립니다.

두 번째, 변을 보고 난 다음에 아픕니다. 변이 나오면서 항문괄약근이 늘어났다가 수축하기 때문에 아픕니다. 그러므로 진통제는 변을 보고 난 다음에 아플 때 드셔도 되고, 변을 보기 전에 드셔도 됩니다. 변을 보기 전에 아플 것 같다 싶으면 미리 하나 드시는 겁니다. 그리고 변을 보고 난 뒤에 아플 때 또 드시면 됩니다. 변을 보고 나서 통증을 감소시키는 또 다른 방법은 변을 보기 전에 미리 좌욕을 하거나 연고를 바르는 것입니다.

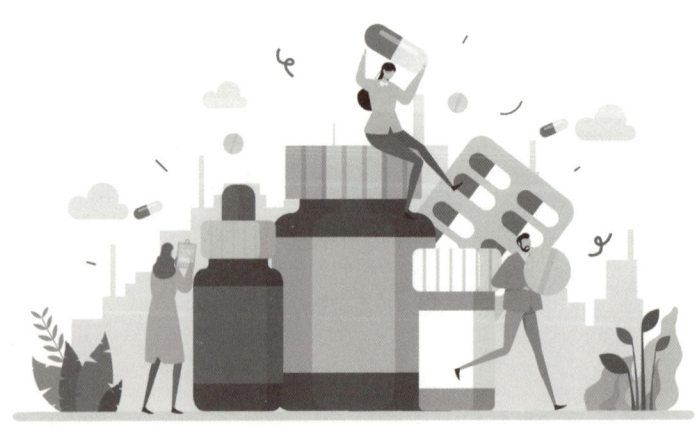

무통 주사기(PCA)가 도움이 되나요?

병·의원마다 사용하는 무통 주사기의 모양은 다르지만, 기능은 비슷합니다. 조금씩 진통제가 들어가게 하는 것입니다. 대부분의 항문 수술에서는 무통 주사기를 사용하시는 것을 추천해 드립니다.

장편한외과에서 사용하는 무통 주사기에는 특이하게도 버튼이 있습니다. 이 버튼은 진통제가 추가로 필요할 때 누르는 용도입니다. 물론 버튼을 누르지 않아도 자동으로 진통제가 들어갑니다. 그리고 이 버튼을 한 번 누르면 15분 동안은 다시 누를 수 없습니다. 한꺼번에 너무 많이 들어가는 것을 방지하기 위해서입니다.

그리고 보통 24~48시간 사용하는 무통 주사기를 다 사용하고 나면, 진통제를 다시 채워서 재사용(리필)도 가능합니다.

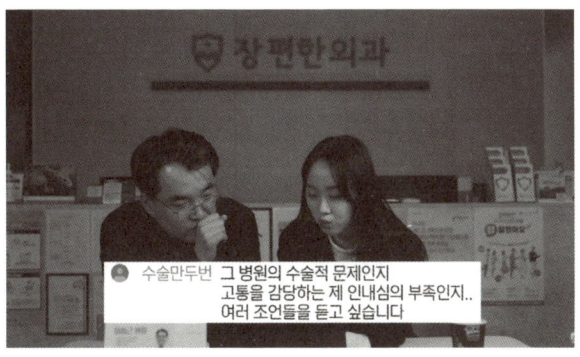

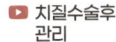 치질수술후 관리

진통제를 자주 먹어도 되나요?

아프면 진통제를 드셔도 됩니다. 저는 외과 전공의 시절에 요로 결석으로 인한 통증 때문에 수술실에서 쓰러진 적이 있습니다. 항문 수술도 아픈 분은 아픕니다. 그래서 저는 진통제는 합병증이 생기지 않는 한도 내에서는 아낄 필요가 없다고 생각합니다.

저희가 처방하는 진통제는 무분별하게 처방할 수 있는 약이 아니어서, 하루에 개수가 한정되어 있지만 아프면 드시라고 말씀드립니다. 안 아프면 안 드셔도 되고, 아프면 드시면 되는 겁니다. 평소에 콩팥이나 간이 안 좋은 분은 과다 복용을 조심해야 하지만, 동반 질환이 없는 분들은 아플 때는 진통제를 드셔도 괜찮다고 생각합니다.

진통제 복용은 4시간 간격으로 드시는 것이 원칙이지만 많이 아픈 경우에는 한 번에 2개를 드셔도 됩니다. 그리고 저희가 드리는 진통제를 드시고 속이 쓰리거나 메슥거리는 등 부작용이 생기면 일반적인 진통제(타이레놀, 펜잘 등)를 드시는 것이 좋습니다.

연고가 통증 감소에 도움이 되나요?

통증을 가라앉힐 수 있는 세 번째 방법은 연고입니다. 저희 장편한외과는 항문 수술하신 분이 퇴원하실 때 2가지 연고를 드립니다. 하나는 아플 때 바르는 것으로 진통 효과도 있지만, 상처 회복에도 도움이 됩니다. 이 연고는 항문괄약근을 이완시켜 주는 효과가 있습니다. 항문괄약근이 이완되면 통증이 가라앉습니다. 치열이 있을 때도 자주 사용하는 연고입니다. 대신, 이 연고는 한꺼번에 너무 많이 바르면 가끔 드물지만 두통이 생길 수 있습니다. 따라서 한번 바를 때 소량(1cm 정도)만 바르는 것이 좋습니다.

다른 하나는 부기를 가라앉힐 때 사용하는 연고입니다. 수술 후에는 항문이 부을 수도 있으므로 같이 드리는 것입니다.
2가지 연고는 항문 안쪽까지 바르지 않아도 되며, 항문에 바르면 됩니다. 연고는 아플 때 발라도 되고, 변을 보기 전에 발라도 되고, 변을 보고 나서 발라도 되고, 자기 전에 발라도 됩니다.

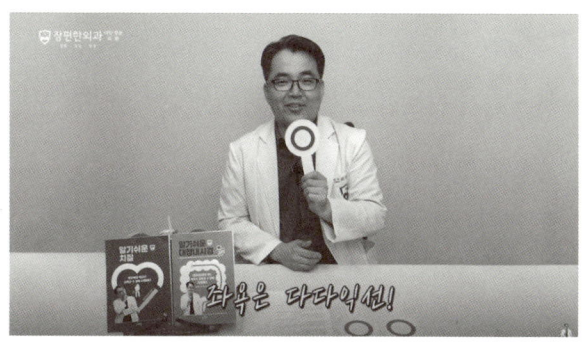

생생고민
OX 토크쇼

좌욕은 통증 감소에 얼마나 도움이 되나요?

통증을 가라앉힐 수 있는 네 번째 방법은 좌욕입니다. 좌욕을 하면 통증을 가라앉히는 데 엄청나게 도움이 됩니다. 따뜻한 물에 엉덩이를 담그면 항문괄약근이 이완되기 때문에 통증이 덜해집니다.

올바른 좌욕을 하기 위한 첫 번째 조건은 미지근한 물로 하는 것입니다. 37~40℃ 정도의 물로, 손을 넣었을 때 뜨겁다고 느껴지면 안 됩니다. 목욕탕 온탕 정도의 온도가 좋습니다.
두 번째, 3~5분 정도 합니다. 오래 할 필요는 없습니다.
세 번째, 맹물을 사용해서 합니다. 소금을 섞는 분도 있고, 소독약을 섞는 분도 있지만 그럴 필요가 없습니다.
네 번째, 좌욕은 보통 하루에 3~5번을 추천합니다만 횟수에 대해서는 너무 신경 쓰지 않으셔도 됩니다. 많이 하셔도 물론 좋습니다.

저는 항문과 항문 주위를 씻어 주는 것이 가장 좋다고 강조하는데, 따뜻한 물에 좌욕하면 통증 완화와 상처 회복에 도움이 되기 때문입니다. 비데로 씻어도 되냐고 질문하는 분이 많으신데, 상처가 어느 정도 회복되기 전까지는 비데로 하면 다소 아픕니다.
좌욕은 좌욕기를 이용하거나, 대야에 앉아서 하셔도 되고, 욕조에서 반신욕 하듯이 해도 됩니다. 따뜻한 물을 담아서 엉덩이를 담그는 것이므로 꼭 좌욕기를 써야 하는 것은 아닙니다.

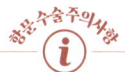

3. 수술 후 주의사항
2. 출혈

항문 수술 후 출혈이 자주 발생하나요?

항문 수술 후 문제가 될 정도의 출혈이 자주 발생하는 것은 아닙니다. 보통은 1% 정도라고 보고하는데 병·의원마다 다소 차이는 있습니다. 그리고 거즈에 피가 묻거나 변을 본 후 변기에 한두 방울 피가 떨어지는 정도의 출혈은 크게 걱정하지 않으셔도 됩니다.

수술 후 문제가 되는 출혈은 두 가지 경우입니다. 첫 번째, 코피가 날 때처럼, 설사할 때처럼, 물총을 쏘듯이 출혈이 있는 경우입니다. 이런 경우는 동맥혈 출혈입니다. 이런 경우에는 수술을 받은 병·의원에 바로 연락해야 합니다. 두 번째, 짜장면 색깔의 선지 같은 혈액 덩어리가 쏟아지는 경우입니다. 이런 경우는 하복부 통증을 동반하기도 하는데 역시나 수술한 병·의원에 연락하셔야 합니다. 만약 수술한 병·의원이 너무 멀어서 가기 힘들면 가까운 응급실에라도 가야 합니다.

정말로 병·의원에 가야 하는 상황인지, 아니면 지켜봐도 괜찮은 상황인지 판단하기가 어렵다면 출혈 사진을 찍어 저희에게 핸드폰으로 보내 주시면 됩니다. 그리고 심한 출혈의 경우에는 기력이 없어 화장실에서 쓰러지거나 넘어지는 예도 있으니 조심하셔야 합니다.

항문 수술 후 출혈은 언제까지 발생하나요?

약간의 출혈은 상처가 완전히 아물 때까지 지속될 수 있습니다. 수술 종류와 방식에 따라 다르지만, 보통 3~6주까지는 진물과 출혈이 있습니다. 하지만 수술 후 2~3주가 지나면 출혈의 양은 급격하게 줄어듭니다.

문제가 될 정도의 출혈이 많은 경우는 주로 봉합사(실)가 녹을 때, 즉 일주일 전후에 발생하는 경우가 많은 편입니다. 그리고 수술 후 48시간 이내가 흔한 편입니다. 그리고 보통 수술 후 2주가 지나면 문제가 되는 출혈이 발생할 가능성이 줄어듭니다. 따라서 수술 후 2주까지는 변을 보면 꼭 출혈 유무를 확인하라고 부탁드립니다.

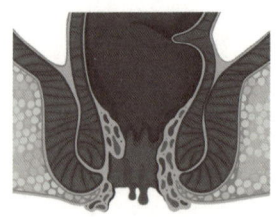

항문 수술 후 출혈 예방을 위해 어떻게 하면 되나요?

첫 번째, 술은 금지입니다. 절대 술을 드시면 안 됩니다.
두 번째, 수술한 뒤에 48시간 정도는 무거운 것을 드는 것은 피하고, 수술 후 1~2주 정도 격렬한 운동은 피해야 합니다.
세 번째, 아스피린이나 항응고제를 드시는 분은 의사와 수술 전에 상의하셔야 합니다.
네 번째, 앉아 있을 때는 방석을 사용합니다.
다섯 번째, 운전할 때는 2~3시간마다 자세를 바꾸며 2~3분 정도 스트레칭을 하는 것이 좋습니다.

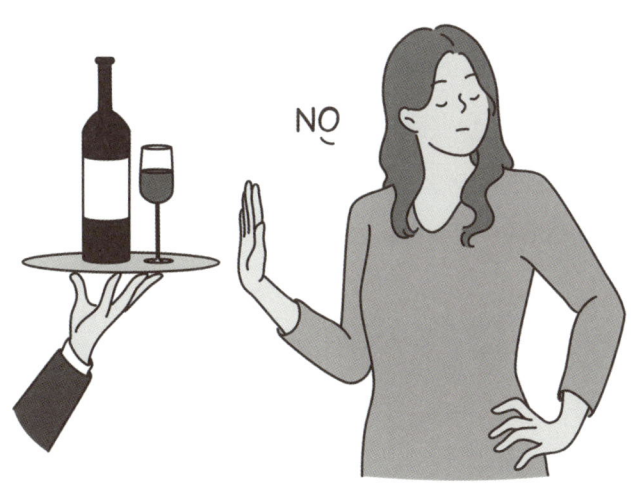

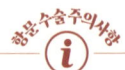

3.수술 후 주의사항
3. 분비물

항문 수술 후 분비물이 나오는 건 정상인가요?

수술 후 분비물은 정상적입니다. 항문 수술하고 나면 상처에 살이 차오를 때까지는 진물이 조금씩 나옵니다.
항문 상처는 다른 부위와 다르게 시간이 오래 걸립니다. 그 이유는 변을 볼 때마다 상처가 벌어졌다가, 아물기를 반복하기 때문입니다. 그래서 상처가 아물 때까지는 정상적으로 분비물이 나옵니다.

수술 방법이나 종류, 범위에 따라 차이가 있지만 짧으면 2~3주, 보통은 4~6주, 길면 6~8주, 정말 길면 3개월 이상까지도 분비물이 나올 수 있습니다. 하지만 상처가 너무 안 낫는다 싶으면 다른 문제가 있는지 확인해 보아야 합니다.

거즈가 필요한가요?

분비물이 나와서 속옷에 묻으면 냄새가 나므로 거즈를 사용하라고 말씀드립니다. 거즈는 엉덩이 사이 항문 주변에 끼우기만 하면 됩니다. 진물이 적게 나오면 조그만 거즈를 사용해도 되고, 진물이 많이 나오면 넓은 거즈를 접어서 끼우면 됩니다. 물론 진물이 많이 나오면 한 장이 아니라 두세 장씩 쓸 수도 있습니다. 거즈 대신에 패드(생리대) 사용도 괜찮습니다.

진물이 갑자기 많이 나올 수도 있나요?

실밥이 녹아서 떨어질 때 분비물이 좀 더 많이 나오는 경우가 있습니다. "잘 낫고 있었는데 갑자기 분비물이 확 늘었어요."라고 하시는데 그것은 녹는 실이 떨어지면서 상처가 조금 벌어졌기에 그만큼 분비물이 나오는 것입니다. 하지만 진물량의 증가와 더불어 상처가 많이 붓거나, 아프거나, 발적(빨갛게 변하는 것)이 되거나, 상처 부위에 열감이 동반되면 의료진의 진찰이 필요합니다.

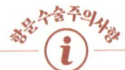

3.수술 후 주의사항
4. 배변

대변은 매일 봐야 하나요?

아닙니다. 대변은 3일에 한 번만 봐도 됩니다. 수술 전에 매일 배변을 하셨던 분도 수술 후 대변이 매일 안 나온다고 걱정하지 않으셔도 됩니다. 만약 수술 후 3일째까지 대변이 나오지 않으면 병·의원에 오셔서 관장하시는 것도 도움이 됩니다. 하지만 관장해야 하는 경우는 그리 흔하지 않습니다.

그리고 치핵 수술을 한 경우에는 처방해드린 약에 변을 무르게 하는 약이 포함되어 있습니다. 하지만 그럼에도 불구하고 대변이 잘 안 나오면 추가로 변비약을 처방해 드리니 알려주시면 됩니다.
그리고 수술 후에는 대변이 시원하게 나오지 않고 잔변감이 느껴지니 그것 역시 걱정하지 않으셔도 됩니다.

배변 시 힘을 많이 줘도 되나요?

변을 볼 때 너무 힘을 주면 상처가 아프고 붓습니다. 그러므로 변기에 앉은 뒤 5~10분이 지났는데도 안 나오면 그냥 일어나고, 배변 신호가 오면 다시 화장실에 가는 것이 좋습니다. 반드시 배변하려고 힘을 너무 많이 줄 필요는 없습니다.

배변할 때 어떻게 하면 덜 아픈가요?

배변할 때 안 아플 수 있는 요령은 많습니다.
먼저 화장실 가고 싶다는 신호가 오면 미리 진통제를 드시는 것입니다. 진통제를 미리 드시면 변을 볼 때 훨씬 편합니다. 진통제를 드시는 시간은 배변 10~30분 전에 드시면 좋습니다. 하지만 변을 본 다음에 드셔도 됩니다.

그리고 화장실에 가고 싶다는 신호가 오면 좌욕을 하는 것입니다. 미리 좌욕하면 항문괄약근이 이완되기 때문에 변을 볼 때 훨씬 편안합니다.

마지막으로 연고를 미리 바르는 것입니다. 미리 연고를 바르면 변을 볼 때 수월할 수 있습니다.

배변 후 관리는 어떻게 하면 되나요?

배변 후 제일 좋은 것은 물로 씻는 것입니다. 샤워기로 씻어도 되지만 좌욕을 하면 더 좋습니다. 비데는 아플 수 있으므로 상처가 회복될 때까지는 삼가는 것이 좋습니다. 그리고 좌욕이나 물로 씻기 힘들 때는 물티슈로 닦는 것도 괜찮습니다. 좌욕한 다음에는 수건과 드라이기로 잘 말린 뒤 연고를 바르는 것이 좋습니다.

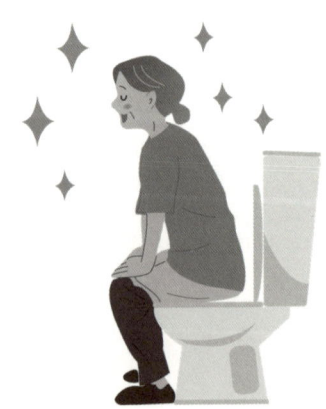

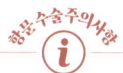

3. 수술 후 주의사항
5. 식사

식사를 안 해도 되나요?

식사는 하시는 것이 좋습니다. 변을 볼 때 너무 힘들까봐 식사를 안 하는 것이 좋다고 오해하시지만, 식사는 하시는 것을 추천드립니다. 너무 안 드시면 오히려 변이 딱딱해집니다.

수술 후 배변이 걱정되신다면 부드러운 음식을 먹는 것도 좋습니다. 그리고 맵고, 짜고, 자극적이고 기름진 음식은 피하시는 것이 좋습니다.

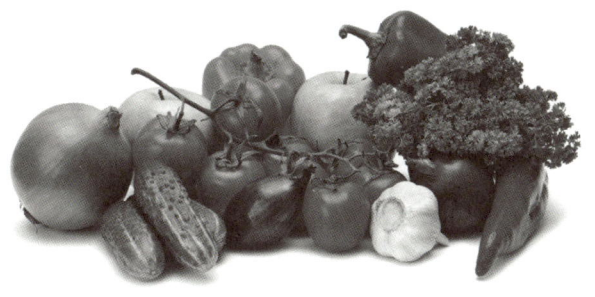

항문 수술 후 좋은 음식은 무엇인가요?

물, 과일, 야채, 식이섬유, 유산균이 도움이 됩니다.
물은 하루에 8잔 이상, 1.5L 정도를 마십니다. 물을 많이 마시면 변이 부드러워지고, 물을 많이 안 마시면 대장에서 수분을 많이 흡수하므로 변이 딱딱해집니다. 그렇기에 항문 수술 후엔 수분 보충이 필요합니다.
두 번째, 과일 중에 바나나, 키위, 사과, 푸룬 주스 등이 좋습니다.
세 번째, 미역국이 도움이 되며, 야채와 식이섬유, 유산균이 도움이 됩니다. 장편한외과에서도 식이섬유를 따로 추천드립니다.

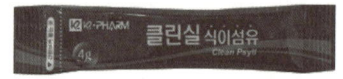

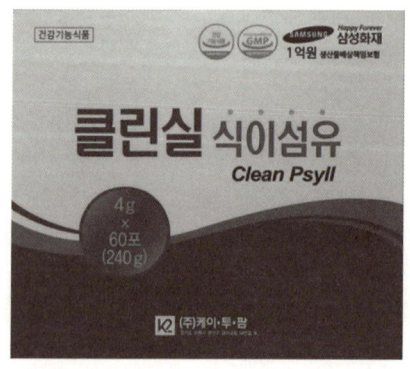

술은 언제부터 마셔도 되나요?

적어도 2주 정도는 금주하셔야 합니다. 술을 마시는 것은 출혈과 합병증을 일으키는 위험한 행위입니다. 게다가 치루 수술, 항문농양 수술을 한 분은 항생제를 드시므로 특히 술을 마시면 안 됩니다.
그리고 가능하다면 상처가 완전히 아물 때까지 금주하는 것이 좋습니다. 이 역시나 수술방식과 종류에 따라 다르므로 수술한 의료진과 상의하는 것이 필요합니다.

커피는 가능한가요?

커피는 가볍게는 드셔도 됩니다. 하지만 커피는 항문괄약근 수축과 연관이 있으므로 통증이 있을 수 있으므로 주의하는 것이 좋습니다.

담배는 가능한가요?

담배는 백해무익이자 '독약'입니다. 또한, 담배는 상처 회복도 더디게 하므로 금연해야 합니다.

3. 수술 후 주의사항
6. 상처 관리

항문 수술 후 상처 관리가 어렵나요?

상처 관리는 그렇게 어렵지 않습니다. 치핵 수술한 분은 소독할 필요는 없고 좌욕으로 관리하면 됩니다. 의사마다 다르지만 저는 치루 수술이나 항문농양 수술을 한 분들께는 소독을 추천해 드립니다.

항문 쪽 상처는 비교적 잘 회복되지만, 상처를 깨끗하게 해 주는 것은 상처 회복에 좋습니다. 특히나 좌욕은 여러 가지 장점이 있습니다.

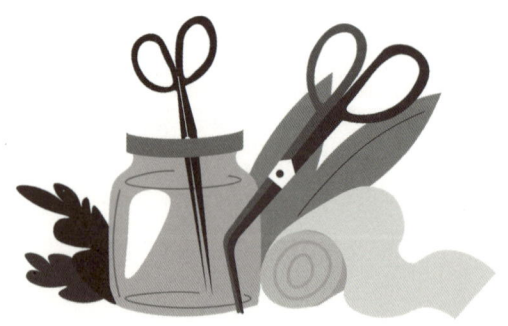

좌욕은 왜 해야 하나요?

좌욕은 상처 회복을 촉진합니다. 그리고 통증 완화에 정말 좋습니다. 항문 괄약근이 경련하며 통증이 생기는 것인데, 좌욕은 항문괄약근을 이완시키므로 결과적으로 통증 또한 줄여줍니다.

좌욕은 대야나 욕조, 좌욕기를 이용하면 됩니다. 좌욕기가 없으면 대야나 욕조에 따뜻한 물을 받아서 엉덩이를 담그면 됩니다. 중요한 것은 항문을 따뜻하게 하는 것입니다. 물론 샤워기를 이용해도 됩니다. 항문을 깨끗이, 따뜻하게 씻을 수 있으면 됩니다.

좌욕하는 시간은 의사마다 의견이 다른데, 저는 3~5분 정도면 충분하다고 생각합니다. 횟수 또한 의사마다 의견이 다른데, 저는 하루 3~5번 이상이면 충분하다고 생각합니다.

중요한 것은 좌욕은 따뜻한 물에 해야 한다는 것입니다. 뜨거우면 화상의 위험이 있으므로 안 됩니다. 저는 37~40℃ 정도를 추천합니다. 그리고 소금이나 소독약을 섞지 않고 맹물에 하시면 됩니다.

소독이 어렵나요?

소독은 어렵지 않습니다. 그저 상처 주위에 묻어 있는 것을 씻어내고 상처 주위를 소독약(포비돈, 소위 빨간약)으로 닦으면 됩니다. 그리고 소독후에 연고를 바른 뒤 거즈를 끼우기만 하면 됩니다.

항문 수술 후 애정을 가지고 상처를 관리하는 분은 확실히 빨리 낫습니다. 수술 부위를 잘 관리하고 빨리 나을 수 있도록 최선을 다하면 확실히 도움이 됩니다.

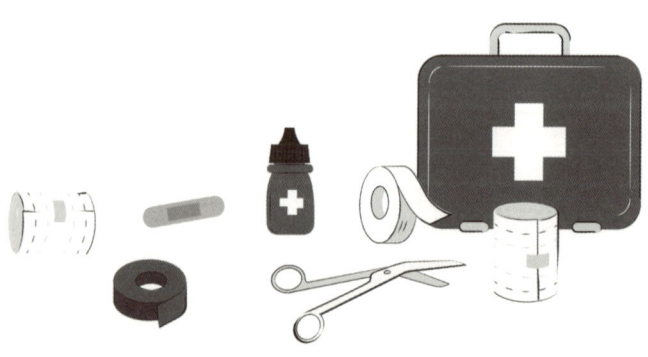

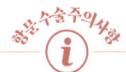

3.수술 후 주의사항

7. 일상생활

운동은 언제부터 가능한가요?

1~2주 정도는 격렬한 운동을 피하는 것이 좋습니다. 테니스, 골프, 등산, 자전거, 헬스 등 항문에 압력이 가해지는 운동은 1~2주 정도는 피하는 것이 좋습니다. 수술 후 출혈의 첫 번째 원인이 술이고, 두 번째 원인이 격렬한 운동이므로 1~2주 정도는 자제하시는 것이 필요합니다.

물론 가벼운 산책이나 스트레칭은 미추마취로 수술한 경우라면 수술 후 당일부터 얼마든지 가능합니다.

샤워는 언제부터 가능한가요?

미추마취로 수술한 경우에 샤워는 수술 당일에 하셔도 괜찮습니다. 수술 후 당일에 샤워할 때는 무통 주사기가 꽂힌 부위에는 물이 들어가지 않게 주의해야 합니다.

운전은 해도 되나요?

미추 마취로 수술한 경우에 운전은 수술 당일부터 하셔도 됩니다. 그리고 안전을 위해 2~3시간마다 쉬어 주고, 스트레칭도 하면 얼마든지 운전할 수 있습니다. 또한, 운전할 때 방석을 사용하시면 도움이 됩니다.

출근은 언제부터 가능한가요?

출근은 마취 방법에 따라서 조금 달라질 수 있습니다. 척추 마취로 수술받은 분은 1~2일 정도 입원이 필요합니다. 하지만 미추 마취로 수술하신 분은 수술당일에도 출근할 수 있습니다. 물론 통증이 전혀 없는 것은 아닙니다. 수술 후에 통증은 다소 있으므로 쉴 수 있으면 하루 정도 쉬는 것이 좋습니다.

방석은 도움이 되나요?

방석은 매우 큰 도움이 됩니다. 특히나 치질 방석이라고 하는 도넛 방석은 상처 부위에 가해지는 압력을 분산시킬 수 있으므로 통증 감소와 상처 회복에 도움이 됩니다.

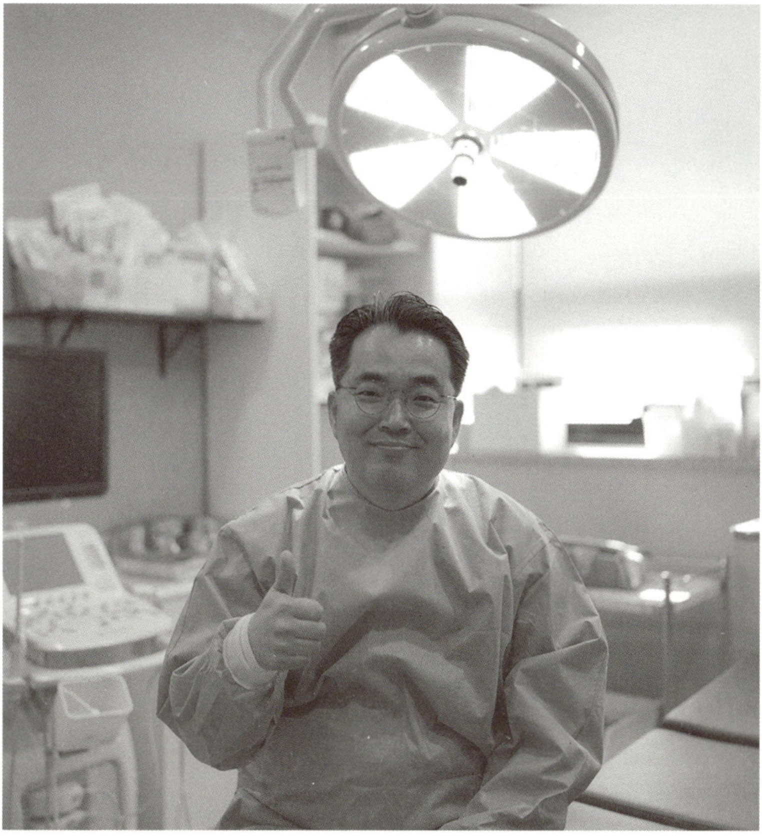

항문 수술 주의사항 4

장편한외과

1. 장편한외과의 차별점
2. 장편한외과의 진료철학

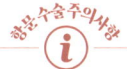

4. 장편한외과

1. 장편한외과의 차별점

항문 수술에서 장편한외과만의 차별점은 무엇인가요?

저희 장편한외과만의 차별점은 크게 4가지가 있습니다.
첫 번째, 장편한외과는 '당일 수술'과 '당일 퇴원'이 가능합니다. 장편한외과에서는 진찰 후 수술이 필요하다고 판단되면 당일에 수술하실 수 있습니다. 저는 아프고 불편해서 찾아오셨는데 이것저것 검사한 후에 수술하는 것보다는 조금이나마 빨리 불편함을 해결시켜 드리는 것이 중요하다고 생각합니다.

그리고 장편한외과는 미추 마취로 수술을 하므로 당일 퇴원이 가능합니다. 다른 병·의원에서는 항문 수술을 할 때 척추 마취로 하므로 입원할 수밖에 없습니다. 척추 마취 합병증으로 인해 6시간은 움직일 수 없으며, 하루나 이틀 동안 입원을 하게 되는데 저희는 미추 마취를 하므로 한두 시간만 지나도 얼마든지 움직일 수 있습니다. 그렇기에 당일 퇴원이 가능합니다.

두 번째, 장편한외과는 대장항문에 특화된 병·의원입니다. 장편한외과를 시작할 때의 목표는 '수원을 대표하는 대장항문외과 전문의원이 되자.'였습니다. 그리고 지금은 '대한민국을 대표하는 대장항문외과 전문의원이 되자.'로 목표를 바꿨습니다. 외과의사가 할 수 있는 수술은 매우 많지만, 장편한외과는 이름에서도 알 수 있듯이 '대장·항문이 편해질 수 있는 외과 전문의원'입니다. 대장과 항문은 저희 장편한외과가 꽉 잡고 있다고 말씀드립니다.

세 번째, 장편한외과는 경험이 많고 실력에 자신 있습니다. 저는 '의사에게는 경험과 실력이 가장 중요하다.'라고 생각하여 많은 시간 동안 열심히 실력을 쌓았습니다. 그리고 미추 마취와 항문 수술과 항문질환에 관한 의학 지식을 쉼 없이, 최선을 다해서 쌓았습니다.

네 번째, 장편한외과는 수술 후 합병증을 최소화하기 위해 최선을 다합니다. 치핵 수술 후 '변실금'이라는 합병증이 생기지 않기 위해 항문괄약근 절제를 절대로 하지 않습니다. 그리고 치루 수술과 항문농양 수술 후 '변실금'과 '재발'이라는 합병증이 생기지 않기 위해 최선을 다합니다.

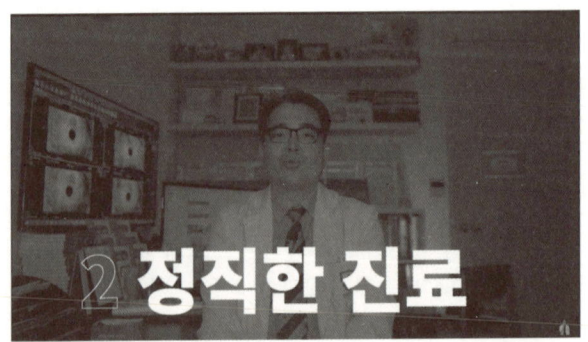

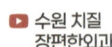
수원 치질
장편한외과

Q2

장편한외과가 책을 많이 출간하고 『엉덩이 대장』이라는 유튜브 채널을 운영하는 이유가 무엇인가요?

많은 의료소비자분에게 좀 더 많은 정보를 드리고 싶기 때문입니다. 저는 '투머치 토커'라서 굉장히 열심히 설명하는 의사임에도 불구하고 그 이상으로 장편한외과에 내원하시는 고객분에게 많은 것을 알려드리고 싶습니다. 치질 진단을 받은 분에게 1~2시간 동안 설명할 수 있지만, 한정된 시간에서는 할 수 있는 것에 한계가 있으므로 유튜브를 통해서 이야기하는 것입니다.

그리고 제가 책을 출간하고, 유튜브를 열심히 하는 것은 제가 아는 지식을 의료소비자분들에게 나눠드리고 싶기 때문이고, 그로 인해 여러분께서 잘못된 판단을 하는 것을 막을 수 있다면 그것만으로도 의미가 있다고 생각

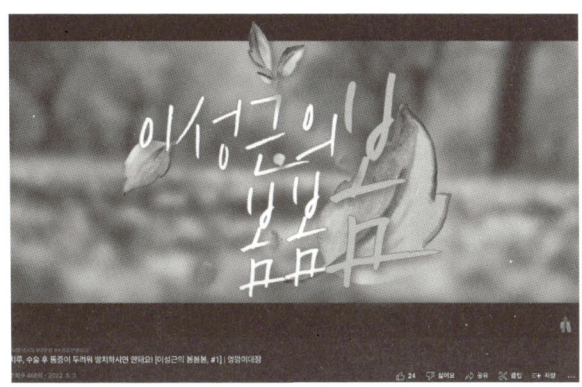

유튜브
엉덩이대장

하기 때문입니다. 요즘은 의료정보가 넘쳐나고, 이와 관련된 다양한 의견이 넘치기 때문에 오히려 오해가 생길 수 있습니다. 그래서 의료소비자분들께서 잘못된 의학 정보를 근거 삼아 오판하여 잘못된 선택을 하는 일이 없길 바라는 마음으로 유튜브 활동을 시작했습니다.

저는 국립암센터에서 근무할 때 대장암 1기 진단을 받은 분께서 잘못된 의료정보로 인해 다른 방법을 선택했다가 몇 년 만에 대장암 4기가 되어 다시 내원하신 분을 뵌 적이 있습니다. 저는 그 상황이 너무 안타까웠습니다. 그리고 저 역시나 그런 경험이 있습니다. 과거에 어머님께서 투병 생활을 하실 때 담당 의사가 너무 바빴기에 아무리 설명을 원해도 제대로 설명해 주지 않아 아주 아쉬웠습니다. 설명을 갈구하여도 제대로 된 대답을 듣지 못했던 그 안타까움을 제가 이미 겪어봤기 때문에 '나는 의사가 되면 정말 말 많이 하는 의사가, 정말 많은 정보를 환자분들에게 드리는 의사가 되자.'라고 결심했습니다.

이런 이유로 저는 장편한외과를 시작하고 나서 제 소원을 성취하는 기분으로 책 출간과 유튜브 활동을 하고 있습니다. 그저 의료소비자분들에게 제가 아는 지식을 전달해드릴 수 있는 것이 매우 좋습니다.

4. 장편한외과
2. 장편한외과의 진료철학

장편한외과의 진료철학은 무엇인가요?

첫 번째, 정확한 진단과 정확한 치료입니다. 잘못된 진단을 하고 잘못된 치료로 합병증이 생기거나 고생하시는 분들을 간접 경험할 때마다 의사에게 제일 중요한 것은 '실력'이자 '정확성'이라는 생각을 하게 되었습니다. 저희 장편한외과는 정확한 진단을 위해서 좀 더 길게 상담하고 직장수지검사만 하는 게 아니라 항문경 검사와 항문 초음파 검사까지 시행하여 정확한 진단을 하고자 노력하고 있습니다.

두 번째, 정직한 진료를 합니다. 수술해야 하는 경우에만 수술하고, 치료해야 하는 경우에만 치료하는, 그래서 보존적인 치료가 가능하다면 최대한 보존적인 치료를 하는 장편한외과가 되고자 합니다. 과잉 진료를 하지 않는 장편한외과가 되고자 노력하고 있습니다.

세 번째, 정성을 다하는 진료를 합니다. 의사에게는 실력만큼이나 고객을 정성으로 대하는 마음가짐이 중요하다고 생각합니다. 그래서 저는 매번 초심을 잃지 않으려고 노력하면서, 오시는 분들에게 정성으로 최선의 진료를 하고자 합니다.

장편한외과의 핵심 진료 영역은 무엇인가요?

첫 번째, 항문질환입니다. 치핵, 치루, 치열, 항문농양 같은 항문질환 때문에 고생하시는 분들께서 많이 오십니다. 장편한외과는 미추 마취로 수술하기 때문에 당일 진료 후에 당일 수술하시고 당일에 퇴원할 수 있습니다.

두 번째, 대장질환입니다. 장편한외과는 내시경에도 특화돼 있으므로 편

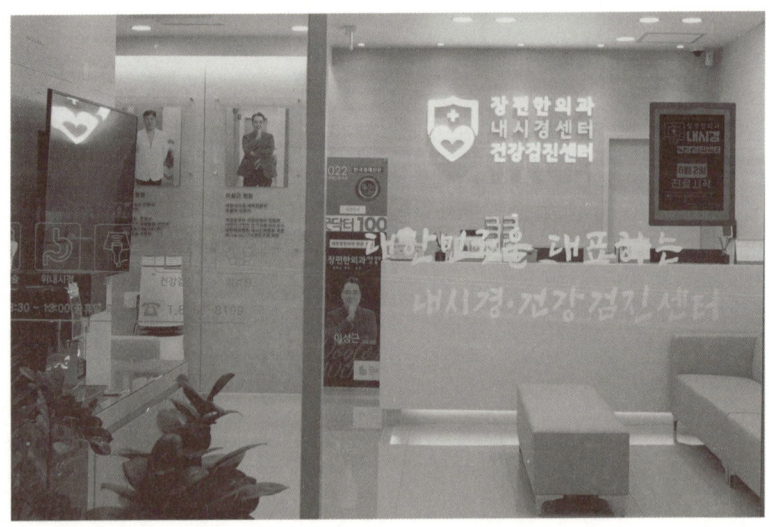

안하고 쾌적하고 안전하고 당일에 용종 절제술까지 가능한 대장내시경을 시행합니다. 다른 병·의원에서 대장용종을 진단만 하고 저희에게 용종을 제거하러 오시는 분도 많으십니다.

세 번째, 변비와 변실금입니다. 장편한외과는 '바이오피드백'이라는 최신 장비를 준비해서 효과 있는 다양한 치료를 하고 있습니다. 보고에 의하면 70%까지 효과가 있습니다. 그래서 오랫동안 변비나 변실금으로 고생하신 분들께서 많이 찾아주시고 아주 많이 만족해하고 계십니다.

네 번째, 외과 진료입니다. 저희는 지방종 수술과 위내시경 검사도 많이 합니다.

다섯 번째, 건강검진입니다. 위암, 대장암, 간암 검진뿐만 아니라 일반 건강검진을 하고 있습니다. 특히 대장내시경과 위내시경을 많이 합니다.

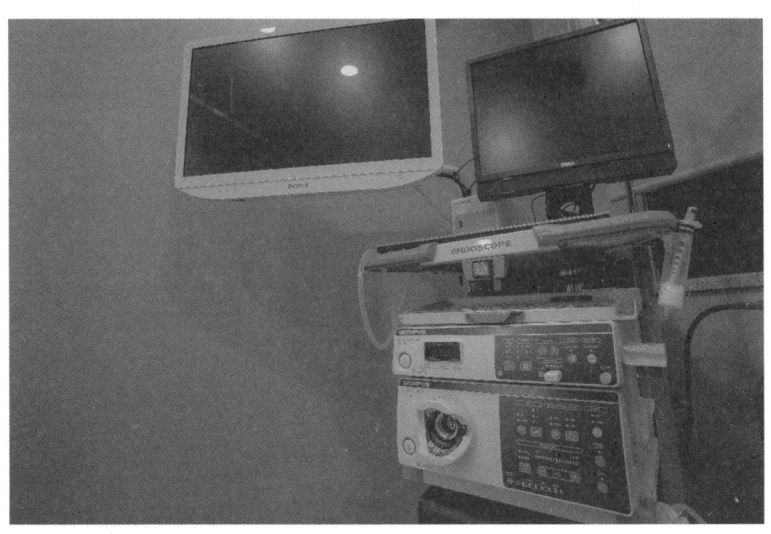

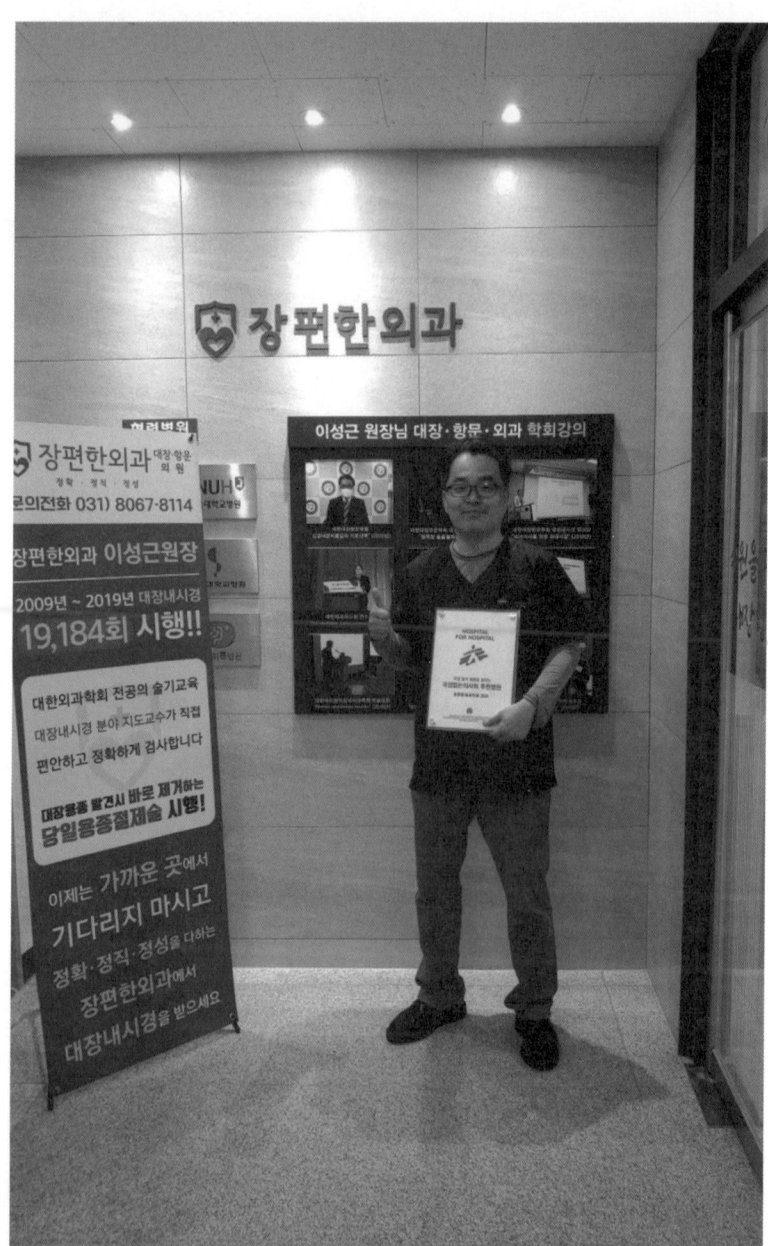

별책부록 1

장편한외과 이성근원장 인터뷰

Q. 외과 의사에게 중요한 것이 무엇이라고 생각하나요?

어려운 질문인데요. 저는 우선 '실력'이라고 생각합니다. 장편한외과의 핵심 가치가 '정확, 정직, 정성'인데 저는 첫 번째로 '정확한 진료'가 중요하다고 생각합니다. 의사에게 정확한 진료는, 특히나 외과 의사에게는 실력이 가장 중요하다고 생각합니다.

두 번째는 '인성'이 중요하다고 생각합니다. 아픈 사람을 돕고자 하는 따뜻한 마음이 겸비된, 실력 좋은 의사가 되고자 앞으로도 노력하겠습니다.

Q. 원장님은 뛰어난 실력을 갖추기 위해 어떠한 노력을 하셨나요?

저는 '실력있는 좋은 의사'가 되고자 다짐했고, 좋은 의사는 '실력 있는 의사'라고 생각했기 때문에 의과대학 시절 6년 동안 전액 장학금을 받을 만큼

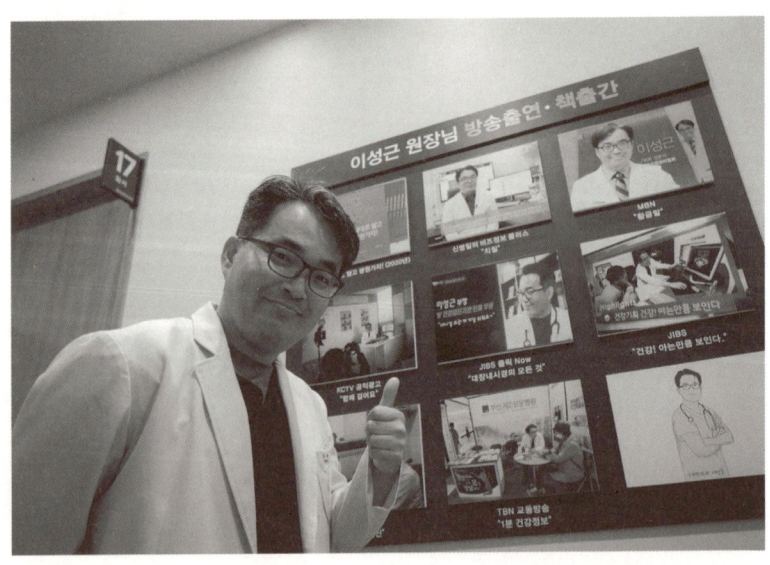

열심히 공부했습니다. 또한, 의사면허를 취득한 이후에는 대학병원, 국립암센터 대장암센터, 대장항문 전문병원, 대장항문 외과의원에서 많은 경험을 쌓으며 장편한외과를 개원하기 전까지 12년 동안 열심히 노력했습니다.

제가 개원하기 전까지 '내가 이 정도 실력으로 개원해도 될까?'라는 고민을 많이 하며 준비했고, 충분히 수련하고 경험을 쌓고 실력을 갖춘 뒤 '이제는 개원해도 되겠다.'라는 생각이 들었을 때 장편한외과를 개원하였습니다.

Q. 의사를 대상으로 강의도 자주 하고, 의료소비자를 위해 책 출간도 많이 하시는데 이유가 있을까요?

저도 계속해서 공부하기 위함입니다. 강의하면 저도 공부가 되고, 최근 의료 지식도 업그레이드합니다. 그리고 저는 강의를 통해 제가 아는 지식을 다른 의사들에게 나눠주는 것도 매우 중요한 일이라고 생각합니다.

책 출간 또한 의료소비자들에게 조금 더 쉽게, 더 많은 정보를 자세히 알려드리기 위해 노력하는 것입니다. 제가 아는 지식을 많은 사람들에게 나누고자 하는 제 나름의 노력이라고 할 수 있습니다. 그리고 저의 책을 통해 똑똑한 의료소비자가 많아져서 우리나라 의료수준이 더 업그레이드되기를 바랍니다.

Q. 원장님은 수술 전 검사를 과도하게 하지 않는 이유가 무엇인가요?

개인적인 경험이 영향을 끼쳤습니다. 제가 어릴 적에 부모님께서 투병 생활을 오랜 기간 하셨는데 우리 가족은 금전적인 고민이 매우 많았습니다.

그래서 저는 의사가 되면 '정말 필요한 검사만 하자.'라고 다짐했습니다. 돈 때문에 서러움을 겪거나 고민하는 분이 조금이라도 적어질 수 있도록 '꼭 필요한 검사만 하자.'라는 것이 제 신조입니다. 저는 언제나 최대한 정직하게 진료하려고 노력 중입니다.

Q. 다른 병·의원보다 수술 비용이 적게 나오는 이유는 무엇인가요?

이 부분도 다소 조심스러운 부분입니다. 우리나라에서 치질 수술은 '포괄수가제(DRG)'라고 해서 금액이 비슷하게 정해져 있습니다. 병·의원마다 최종 비용이 달라지는 이유는 수술 방법이나 비급여 항목인 입원비용이나 초음파 비용 같은 것 때문입니다.

저희 장편한외과는 그런 비급여 항목을 최소화하려고 합니다. 그리고 저희는 수술 후 당일 퇴원을 하므로 입원비를 받지 않습니다. 입원비가 보통 하루에 5~10만 원 정도 되는데 그 비용이 없으므로 다른 병·의원보다 저렴한 편입니다.

Q. 진료실에 내원자가 들어오실 때 원장님이 일어서서 맞이하시는 이유는 무엇인가요?

저는 매번 내원객이 진료실로 들어오시면 일어서서 맞이합니다. 모든 내원객을 VIP라고 생각하기 때문입니다. 또한, 장편한외과를 찾아주시는 분들에게 드리는 '감사 인사'이자 '존중'의 의미라고 생각하기 때문입니다. '저는 당신을 존중하고, 진료에 최선을 다하겠습니다.'라는 제 다짐이기도 합니다. 저는 그것이 당연하다고 생각하는데 네이버 영수증 리뷰나 다른 후기에서 보면 제 행동에 놀라워하시고, '이런 의사는 처음 봤다.'라고 하시거나, '매우 감동적이었다.'라는 글을 많이 남겨주셔서 저도 감사합니다. 저는 장편한외과를 개원한 이후 단 한 번도 일어나서 내원객을 맞이하지 않은 적이 없고, 앞으로도 계속 그럴 것입니다.

Q. 장편한외과가 후기나 입소문에서 좋은 평가를 받는 이유는 무엇인가요?

우선은 좋은 평가를 해 주시는 것에 매우 감사드립니다. 제가 생각하기에는 아마 '정성을 다하는 진료' 때문이 아닐까 합니다. 장편한외과가 추구하는 가치는 '정확'하게 진료하고, '정직'하게 진료하고, '정성'을 다하는 진료인데요. 저는 언제나 '지극정성'으로 진료하려 하는데, 그런 마음이 전달되었기 때문이 아닌가 싶습니다.

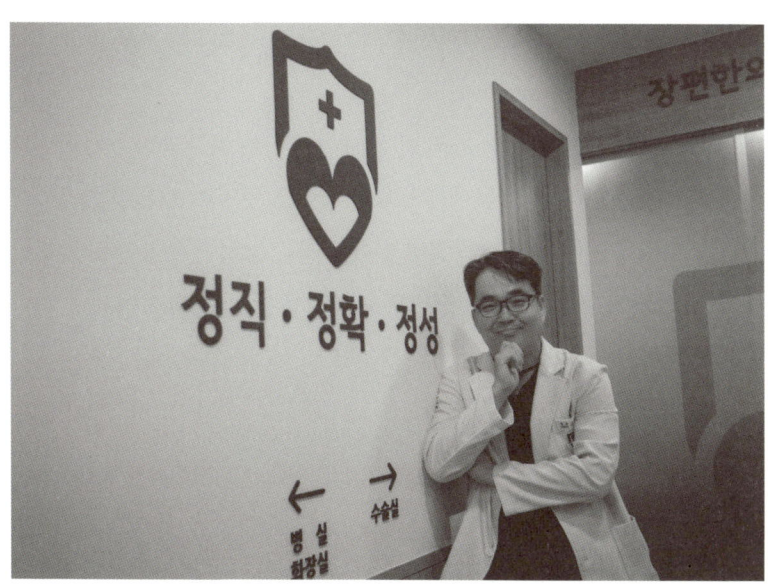

그리고 저는 의사로서 진료하고 치료할 때 중요한 것은 '공감'이라고 생각합니다. 아픈 분들의 마음을 이해하고, 그것을 의사로서 표현하고 공감해 주는 부분이 중요하다고 생각합니다. 제가 공감 능력이 다른 분들보다 좋다는 평가를 받고 있어서 좋은 후기가 많은 것 같습니다. 또한, 수술 결과가 좋고, 검사나 수술 비용도 다른 곳에 비하면 저렴한 편이어서 좋은 입소문이 났다고 생각합니다. 마음을 다하고 정성을 다하는 진료를 하고자 하는 제 마음이 여러분에게 전달이 되어서 매우 감사합니다.

Q. 원장님이 다른 의사보다 공감 능력이 뛰어난 특별한 이유가 있나요?

개인적인 의견이지만 저도 환자나 보호자로서 고생을 해 봤기 때문이라고 생각합니다. 제가 어릴 적에 부모님께서 투병 생활을 오래 하셔서 병원에서 지낸 시간이 많았는데, 그때 의사들의 모습에서 아쉬움을 많이 느꼈습니다. 그리고 좋은 의사가 어떤 것인지에 대한 고민도 많이 했습니다.

또한, 저도 환자로서 입원을 여러 번 해 보면서 아픈 분들의 마음이 어떤지 잘 알게 되었습니다. 아픈 분에게 필요한 것이 무엇인지, 그리고 환자들이 원하는 것이 무엇인지 생각한 적이 많아서 공감 능력이 좋아진 것 같습니다. 그리고 제가 '공감 능력 향상'을 위해 공부를 많이 한 것도 이유 중 하나라고 생각합니다.

Q. 장편한외과의 직원과 의사가 특별히 친절한 이유는 무엇인가요?

저희 직원과 의사의 친절함을 칭찬해 주셔서 매우 감사드립니다.

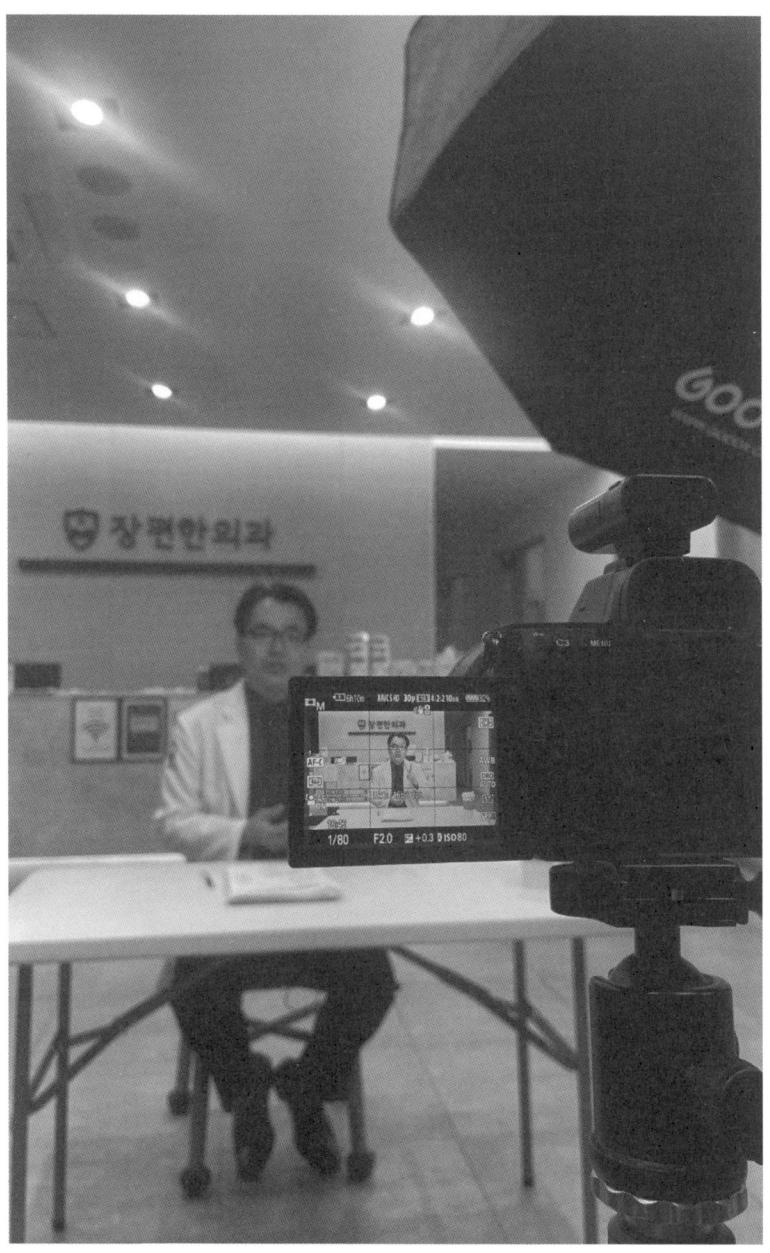

저는 직원이 저의 첫 번째 고객이라고 생각합니다. 그래서 가능한 한 직원에게 최대의 만족을 드리기 위해 노력합니다. 의료소비자인 여러분에게 최대의 만족을 드리기 위해서 노력을 하듯, 직원의 만족을 극대화하기 위해 무척이나 노력합니다.

두 번째로 같이 일하시는 직원분들과 의사 선생님들이 매우 좋은 분들이기 때문입니다. 이 자리를 빌려 장편한외과에서 저와 함께 여러분을 맞이하는 직원분과 의사분에게 감사드립니다.

Q. 장편한외과는 다른 병·의원보다 설명을 더 자세히 하는 특별한 이유가 있나요?

저는 의사의 의무 중 하나가 '자세한 설명'이라고 생각합니다. 그래서 저는

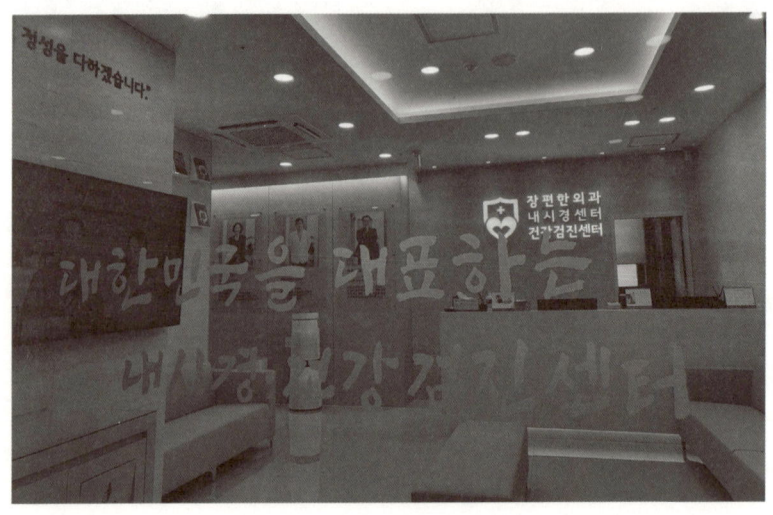

'투머치 토커' 의사가 되려고 노력합니다. 장편한외과의 장점 중 하나가 '자세한 설명'인데, 다른 곳에서는 경험해 보지 못했을 만큼 정말 자세히 설명해 드리고, 설명 자료도 드리고, 설명 영상 및 브로슈어를 드립니다. 진심으로 여러분에게 최선을 다해서 설명하려고 노력합니다.

그리고 저는 사람들에게 얘기하는 것을 좋아하고, 의사가 된 보람도 거기에 있습니다. 제 말 한 마디가 누군가에게 큰 도움이 되리라 생각하고, 제 설명이 도움이 된다면 저는 영광이고 기쁜 일이어서 정말 열심히 설명하려 합니다.

Q. '장편한외과'라는 이름처럼 '치료를 받을 때 편안하다.'라는 평이 많은데 그 이유는 무엇인가요?

영광입니다. 저는 편안한 병·의원을 만들려고 노력을 많이 합니다. 사실 항문질환은 사람들이 민망하다고 생각할 수 있는 질환인데요. 그래서 최대한 배려를 하려고 노력했습니다. 수치심을 덜 느끼고, 누구나 쉽게 접근할 수 있는 분위기의 병·의원을 만들고 싶었습니다. 그래서 인테리어를 할 때도 대기실을 편안하게 만들고, 커피숍 같은 분위기를 만들려고 했습니다.

그리고 검사도 편안하게 받으실 수 있도록 준비했습니다. 항문 초음파 장비도 매우 얇아서 검사가 편안하고, 내시경도 매우 좋은 장비를 쓰기 때문에 매우 편안해하십니다. 그 외에도 의료 장비와 시설에도 많이 투자해서 준비했습니다.

마지막으로 의사의 실력도 빼놓을 수 없습니다. 앞으로도 이 같은 노력은 계속될 것을 약속드립니다.

Q. 지금까지 17권의 책을 출간하셨고, 지금도 집필하고 계신 책이 있는데 왜 이렇게 책 출간을 많이 하나요?

저는 제가 진료하는 항문질환 및 대장 질환을 쉽게 설명해 드리고 싶었습니다. 그리고 여러분께서 궁금해하시는 부분을 조금 더 자세히 설명해 드리고 싶었습니다. 그리고 저의 책이 출간되고 여러분에게 선보였을 때 여러분께서 칭찬을 아주 많이 해 주셔서 너무 기뻤습니다.

저는 다양한 책을 통해 공부를 많이 했고, 장편한외과 개원을 준비하며 150권 가량의 책을 읽으며 도움을 많이 받았습니다. 제가 책을 통해 도움을 많이 받았듯이 누군가가 제 책을 통해 도움을 받는다면 너무 영광일 것이라고 저는 생각합니다. 저는 어릴 적부터 자원봉사를 많이 했는데, 지금은 책 출간이 제가 할 수 있는 '자원봉사'라고 생각합니다.

Q. 『엉덩이대장』으로 유튜브에서 활발히 활동하고 있는데 유튜브 채널을 운영하는 이유는 무엇인가요?

유튜브를 시작한 이유도 책 출간을 하는 이유와 비슷합니다. 의료소비자인 여러분에게 설명을 많이 하고 싶기 때문입니다. 저는 말을 엄청 많이 하는 의사이고, 진료실에서도 굉장히 말을 많이 하지만 항상 시간이 부족했습니다. 그리고 여러 번 반복하며 설명을 들을 수 있도록 영상으로 만들고 싶었습니다. 그러면 의료소비자들께서 원하는 시간에 원하는 만큼 볼 수 있으시니까 매우 도움이 됩니다.

처음의 유튜브는 저 혼자 삼각대를 세워두고 2~3분 정도 얘기하는 영상이었는데 호응이 너무 좋아서 더 전문적으로 영상을 찍게 되고, 그러다 보니 영상의 질도 업그레이드되었습니다.

Q. 장편한외과의 지속적인 성장을 위해 어떤 노력을 하고 있는가요?

저는 '수원을 대표하는 대장항문 전문의원이 되자.'라는 목표로 장편한외과를 개원했습니다. 장편한외과를 개원하기 전까지 정말 긴 시간 동안 많

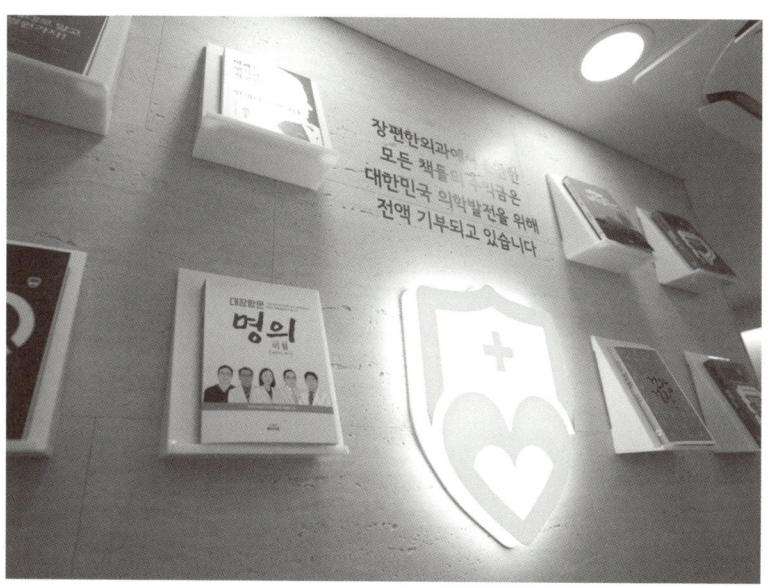

은 일을 겪고, 많은 경험을 하고, 많은 깨달음을 얻었습니다. 그렇게 장편한외과로 여러분들을 만나 뵙고 난 후 최근에는 '대한민국을 대표하는 대장항문 외과의원이 되자.'라는 목표로 더 업그레이드했습니다.

의료소비자 관점에서 '좋은 병·의원이 어떤 병·의원인가?'를 끊임없이 고민하고 있고, 더 좋은 의료서비스를 여러분들에게 제공하려 노력하고 있습니다. 또한, 의료 장비와 시설을 지속해서 업그레이드하려고 노력하고 있습니다. 앞으로도 여러분께서 만족하고 감동할 수 있도록 끊임없이 노력할것입니다.

저는 앞으로도 여러분께서 믿고 맡길 수 있는 '주치의 병·의원'이 되도록 노력할 것입니다. 앞으로도 장편한외과를 많이 이뻐해 주시고 관심을 많이가져 주시기 바랍니다. 또한, 좋은 댓글과 후기로 칭찬해 주셨으면 합니다.

별책부록 2

YOUTUBE

유튜브 채널 '엉덩이 대장'

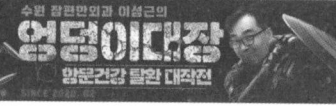

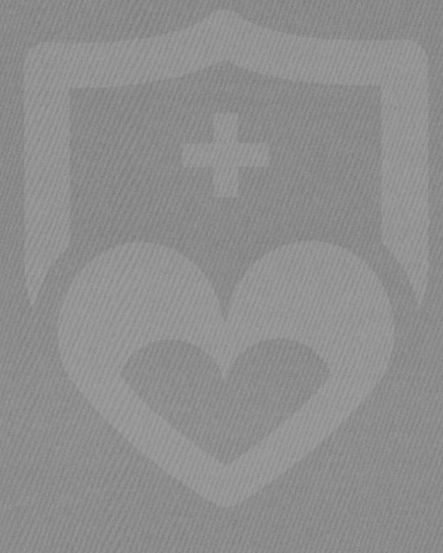

QR코드 사용방법

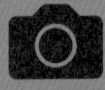 → →

1. 기본 카메라 앱을 열어주세요
(애플/안드로이드 동일)

2. 화면에 맞춰 사진을 찍는 것처럼 QR코드를 화면 중앙에 배치합니다.

3. 위와 같이 나타나는 창을 누르면 영상이 유튜브에서 재생됩니다.
(애플도 팝업창 열기를 해주세요)

소개글

유튜브 채널 『엉덩이대장』

안녕하세요,
대한민국 모든 국민들의 대장항문 건강을 지키고 의료소비자분들의 권익을 높이고자 노력하는 유튜브 채널『엉덩이대장』입니다.
저희『엉덩이대장』은 대장항문질환의 발병률이 점차 높아지고 또 그와 더불어 연령대는 점점 낮아지는 사회 전반에 걸쳐 나타나는 국민 건강상의 문제의식을 느끼고, 이에 제대로 된 대장항문과 관련한 의학지식과 정보를 공유하고자 하는 생각으로 시작해 오늘날 대장항문 건강과 관련하여 가장 많은 콘텐츠(23년 4월 23일 기준 403개 영상 콘텐츠)와 누적 조회 수(155만 이상)를 보유하고 있는 유튜브 채널로 성장하였습니다. 이 자리를 빌려『엉덩이대장』콘텐츠를 늘 아끼고 격려해 주신 모든 분들께 감사의 말씀을 전하고 싶습니다.

『엉덩이대장』은 처음에 삼각대와 핸드폰 1개로 시작하였으며, 당시에는 준비된 대본이나 기획조차 제대로 마련되어 있지 않았습니다. 하지만 많은 노력을 통해 대장항문 채널로 차츰차츰 성장을 하게 되었고, 다행히 많은 분들께서『엉덩이대장』을 긍정적으로 봐주시면서 꾸준하게 성장하였습니다. 응원해 주시는 분들이 늘어날수록 제게는 더 열심히 해야겠다는 생각과 동시에 한편으로는 무거운 사회적인 책임감도 함께 커지면서 오늘날에는 채널의 운영과 『엉덩이대장』 콘텐츠에 대한 제 고민도 점점 깊어지기도 합니다.

다행히 제 채널에 더 양질의 콘텐츠를 담기 위해 많은 분이 함께 참여해 주시는데, 특히 최근에는 많은 동료분들까지 『엉덩이대장』에 출연해 주시고 여러 가지 도움과 조언을 주고 계십니다.

『엉덩이대장』을 시작한 지 엊그제 같은데 생각해 보니 벌써 3년이나 지났습니다. 그동안 대장항문 질환과 관련하여 많은 양질의 정보를 담고자 노력하였으나 여전히 제 스스로는 아쉬운 부분이 많고 부족하다는 생각을 하고 있습니다. 대한민국 최고의 대장항문 전문 의원으로서 당당히 나아갈 수 있도록 지금보다 더 노력하고 연구하겠습니다.

늘 감사한 일은 정말 많은 분들께서 『엉덩이대장』을 시청하시고 저를 만나기 위해 멀리서 찾아와 주시는 것입니다. 그 감사한 마음을 소홀히 할 수 없기에 제가 지치지 않고 꾸준히 『엉덩이대장』을 이끌어 나아갈 수 있다고 생각합니다. 여러분들의 관심과 애정과 응원을 항상 기억하고 최선의 치료와 결과로 보답하겠습니다.

이후로도 대한민국 국민 모두의 대장항문 건강을 향한 장편한외과와 『엉덩이대장』의 사명감과 책임감은 지금과 변함없을 것이며, 정확하고 정직하며 정성을 다하고자 하는 저의 병원 철학과 원칙 아래 의료기관으로서의 역할을 수행하는 데 있어 최선의 노력을 기울이겠습니다. 모든 분들께 다시 한번 감사드립니다.

엉덩이대장 유튜브 채널

개요

사이트 주소	https://bit.ly/3SgAHbT
가입일	2020.3.6
총 조회수	1,552,313회

영상 리스트

▶ 장편한외과

번호	제목
1	장편한외과 소개영상
2	장편한외과 홍보영상
3	[장편한외과 소개 영상]

▶ 장편한외과의 모든 것

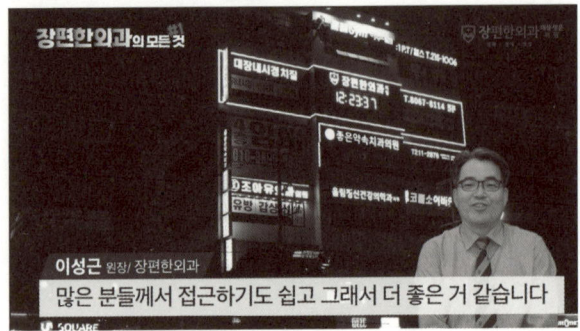

번호	제목
1	수원에서 파랑새를 찾은 이성근 원장입니다 – 장편한외과의 모든 것 #1
2	항문질환 다 잡는 병원 – 장편한외과의 모든 것 #2
3	뭔가 다른 장편한외과의 대장내시경 – 장편한외과의 모든 것 #3
4	수원을 사랑하는 장편한외과와의 9문 9답

▶ 수원 치질 장편한외과

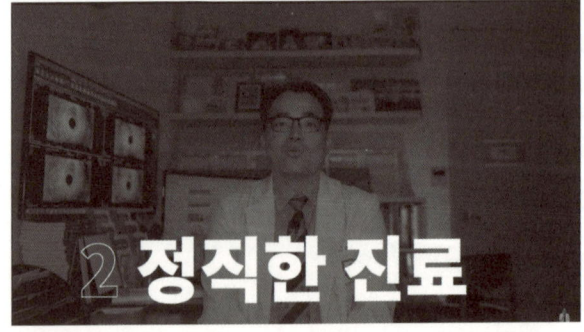

번호	제목
1	#1 '치루' 반드시 수술 해야 합니다!! 내버려 두면 큰일 납니다!! [수원치질 장편한외과][엉덩이대장TV]

번호	제목
2	#2 '치질' 암이 될 수 있다고 하는데 정말인가요!! 치질 수술 해야 하나요!! [수원치질 장편한외과] [엉덩이대장TV]
3	#4 '장편한외과 특징' 장편한외과만의 항문수술에 대한 남다른 비법!! 특급 비밀을 알려 드립니다. !! [수원치질 장편한외과][엉덩이대장TV]
4	#5 '변실금의 모든것' 치료 받으세요. 부끄러운거 아닙니다.!! 장편한외과에서 속 시원히 알려 드립니다.!! [수원치질 장편한외과][엉덩이대장TV]
5	#6 '항문소양증의 모든 것' 비누, 휴지 사용하지 마세요.!! 장편한외과에서 속 시원히 알려 드립니다.!! [수원치질 장편한외과][엉덩이대장TV]
6	#7 '치질 수술 하신 분들 그리고 하실 분들' !! 치질 수술 이후 관리방법 '일곱가지 특급비법' 지금 소개 합니다.!! [수원치질 장편한외과][엉덩이대장TV]
7	#8 대장용종절제술 바이블 !! 대장용종절제술 후 주의사항 3가지!! [수원치질 장편한외과][엉덩이대장TV]
8	#9 대장내시경으로 대장암을 예방하세요!! 대장내시경의 모든것!! [수원치질 장편한외과][엉덩이대장TV]
9	#10 방치하면 암이 될 수 있는 치루 - 재발방지 꿀팁 5가지!! [수원치질 장편한외과][엉덩이대장TV]
10	#11 변비 환자를 위한 무엇이든 물어보살 1탄 - 숙변은 제거해야 하나요??!! [수원치질 장편한외과][엉덩이대장TV]
11	#12 변비 환자를 위한 무엇이든 물어보살 2탄 - 변비 오해와 진실!! [수원치질 장편한외과][엉덩이대장TV]
12	#13 변비 환자를 위한 무엇이든 물어보살 3탄 - 변비 탈출!! [수원치질 장편한외과][엉덩이대장TV]
13	#14 [특급 비밀 대방출] '대장암 수술을 어디에서 하는 것이 좋을까요'??!! [수원치질 장편한외과][엉덩이대장TV]
14	#15 대장내시경 후 걱정하지 않아도 되는 대장질환 3가지!! [수원치질 장편한외과][엉덩이대장TV]
15	#16 [변비와 음식] 변비에 좋은 음식 나쁜 음식, 변비약 도움이 되나요??!!
16	#17 [치질과 음식] 치맥 건강하게 드시고 치질 걸리지 마세요~~!!

번호	제목
17	#18 [고기 그리고 대장암] 올바른 고기 섭취 습관으로 대장암을 예방하세요~~!!
18	#19 [역류성 식도염과 음식] "역류성 식도염" 이 영상 하나로 끝 (THE END)~~!!
19	#20 [위암과 음식] 위암 예방을 위한 최고의 영상!!
20	#21 '농이 차있는 항문농양은 무조건 수술 하셔야 합니다' [수원치질 장편한외과][엉덩이대장TV]

▶ 전지적 치질 시점

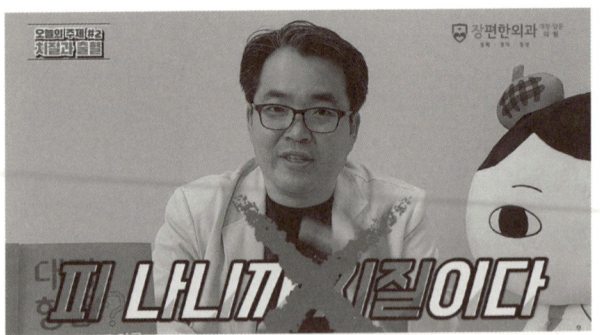

번호	제목
1	[전지적 치질 시점 1탄] 치질 수술 꼭 필요할까? 증상과 자가진단 알아보기 - 치질 집중탐구 1탄[치질 증상]
2	[전지적 치질 시점 2탄] 3~4기 치질 수술 꼭 필요할까? Nooop~~ 그 이유를 공개합니다 - 치질 집중탐구 2탄[치질 분류]
3	[전지적 치질 시점 3탄] 치질진단에 꼭 필요한 검사만 알려드립니다!! - 치질 집중탐구 3탄[치질 진단]
4	[전지적 치질 시점 4탄] 항문초음파 꼭 필요한가요? - 치핵 수술 전 항문초음파는 필요합니다.[치질 진단 - 항문초음파]
5	[전지적 치질 시점 5탄] 치질, 꼭 수술을 해야 하나요? - 치질 수술을 해야하는 경우[치핵 치료]
6	[전지적 치질 시점 6탄] 치질, 재발 하나요? - 치질은 재발하진 않지만...[치질 재발]

번호	제목
7	[전지적 치질 시점 7탄] 치질 수술은 어떻게 진행되나요? [치질 수술 과정]
8	[전지적 치질 시점 8탄] 치질 수술을 권하지 않지만 권유하는 경우 有 – 임산부, 노약자, 유학생, 수험생(고시생) etc [치질 수술 권유]
9	[전지적 치질 시점 9탄] 치질 수술 후 드셔야 할 5가지 음식!! [치질 수술과 음식]
10	[전지적 치질 시점 10탄]치질 수술 후 운동은 어디까지 가능해요?? [치질 수술 후 운동]
11	[전지적 치질 시점 11탄]치질 수술 후 자주 하시는 질문 다섯 가지!! [치질 수술 후 관리]
12	[전지적 치질 시점 12탄]치질을 예방하는 7가지 비법!! [치질 예방]
13	[전지적 치질 시점 13탄] 치질 수술 후 변이 샌다구요?? [치질과 변실금]
14	[전지적 치질 시점 14탄] 치질 수술 후 아프지 않는 비법!! [수술 후 관리]
15	[전지적 치질 시점 15탄] 치질 수술 후 피가 나요!! [수술 후 관리]
16	[전지적 치질 시점 16탄] 치질 수술 후 합병증(췌피) 걱정마세요!! [수술 후 합병증]

▶ 슬기로운 대장내시경 생활

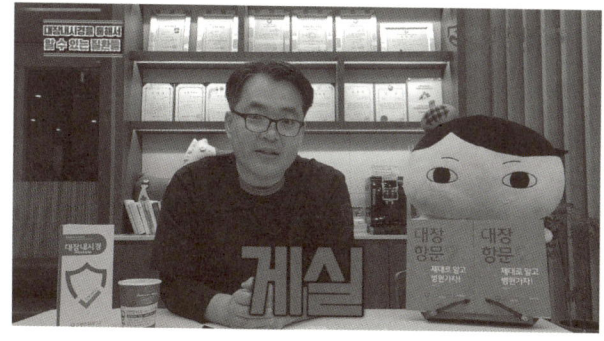

번호	제목
1	[슬기로운 대장내시경 생활 1탄] 대장내시경을 통해 알 수 있는 질환들
2	[슬기로운 대장내시경 생활 2탄] 대장내시경을 꼭 받아야하는 전조증상??

번호	제목
3	[슬기로운 대장내시경 생활 3탄] 대장내시경은 선택이 아닌 필수입니다 – 대장내시경이 꼭 필요한 경우는??
4	[슬기로운 대장내시경 생활 4탄] 대장내시경 몇 살부터 해야 할까요? & 일찍 하면 좋은 경우는??
5	[슬기로운 대장내시경 생활 5탄] 대장내시경 몇 살까지 해야 할까요? & 연세가 있으셔도 대장내시경 안전 한가요?
6	[슬기로운 대장내시경 생활 6탄] 사람마다 다른 대장내시경 검사 주기!! 일단 보세요~
7	[슬기로운 대장내시경 생활 7탄] 당일 대장내시경이 가능할까요? 대장내시경과 위내시경을 한번에~~
8	[슬기로운 대장내시경 생활 8탄] 혼날 각오하고 말씀드립니다 [대장내시경 – 의료소비자의 권리]
9	[슬기로운 대장내시경 생활 9탄] 대장내시경 전 의료진에게 이것만은 꼭!! 알려주세요 [대장내시경 – 검사 전 주의사항]
10	[슬기로운 대장내시경 생활 10탄] 장청소를 잘하시면 대장용종과 대장암 발견이 쉽습니다! [대장내시경 – 검사 전 주의사항]
11	[슬기로운 대장내시경 생활 11탄] 장 청소가 잘 됐는지 어떻게 알 수 있나요? 장 청소를 잘하기 위한 방법? [대장내시경 – 검사 전 주의사항]
12	수원 대장내시경 검사 전 "장 청소약" 알약도 있습니다 – 알약 VS 물약 [12탄]
13	수원 대장내시경 3가지만 알면 편하게 받을 수 있습니다 – [슬기로운 대장내시경 생활 13탄]
14	수원 대장내시경 수면내시경에 대한 걱정과 오해! – [슬기로운 대장내시경 생활 14탄]
15	수원 대장내시경 수면내시경에 대한 걱정과 오해! – [슬기로운 대장내시경 생활 15탄]

번호	제목
16	수면내시경 후 일상생활 복귀 바로 가능한가요? [쿠키영상 有] - [슬기로운 대장내시경 생활 16탄]
17	대장내시경 합병증 걱정하지 마세요! - [슬기로운 대장내시경 생활 17탄]
18	대장내시경 후 필수 지침서 '꼭 이렇게 하세요'! - [슬기로운 대장내시경 생활 18탄]
19	대장내시경 후 조직검사! - [슬기로운 대장내시경 생활 19탄]
20	대장내시경을 잘하는 의사! - [슬기로운 대장내시경 생활 20탄]
21	대장용종 무엇이든 물어보세요! - [슬기로운 대장내시경 생활 21탄]
22	대장용종 중 어떤 선종을 예의주시해야 할까? - [슬기로운 대장내시경 생활 22탄]
23	"대장용종" 왜 나만 용종이 자꾸 생길까요? - [슬기로운 대장내시경 생활 23탄]
24	"대장용종" 제거 방법의 모든 것 - [슬기로운 대장내시경 생활 24탄]
25	대장용종절제술 후 궁금한 이야기 - [슬기로운 대장내시경 생활 25탄]
26	대장용종절제술 후 합병증 - [슬기로운 대장내시경 생활 26탄]
27	대장용종 절제하신 분들~ 운동 일주일만 참으세요!! - [슬기로운 대장내시경 생활 27탄]
28	대장용종절제술 후 보험금 꼭 받으세요 - [슬기로운 대장내시경 생활 28탄]

▶ 국가 건강검진

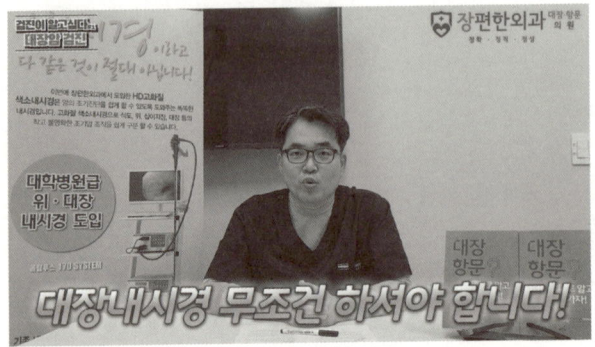

번호	제목
1	[국가건강검진 시리즈 – #1 대장암] 국가암건강검진 맹신하지 마시고 대장내시경 꼭 하세요!!
2	[국가건강검진 시리즈 – #2 위암] 의료소비자 여러분 권리를 누리세요 '위장조영술' 하시면 안됩니다.!!
3	[국가건강검진 시리즈 – #3 간암] 침묵의 장기 '간' 검진으로 간암 조기 발견 하세요.!!
4	[국가건강검진 시리즈 – #4-1 유방암] 유방암 검진부터 자가진단까지~~ 여성분들 이 영상 꼭 보세요.!!
5	[국가건강검진 시리즈 – #4-2 유방암] 유방암 검진부터 자가진단까지~~ 내 가슴에 혹이.. 혹시 암일까요??

▶ 치루 집중탐구

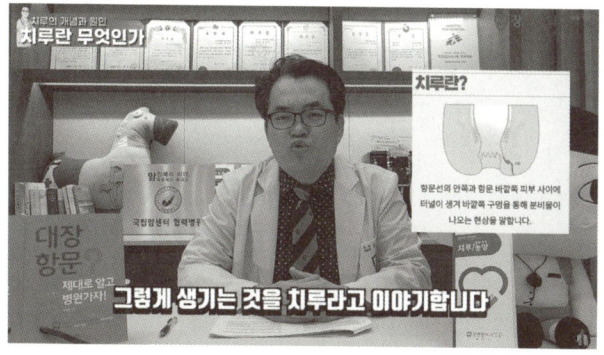

번호	제목
1	[치루 집중탐구 1탄] 치루의 개념과 원인 – 치루의 모든 것을 파헤친다!! [치루 완전정복]
2	[치루 집중탐구 2탄] 치루의 증상과 진단 – 방치하면 암??!! [치루는 진단이 어렵습니다]
3	[치루 집중탐구 3탄] 치루 수술은 어렵습니다 – 치루 수술 방법들 [치루의 치료]
4	[치루 집중탐구 4탄] 치루 수술 이후 합병증 – 재발과 변실금 사이 ~ [치루 수술]
5	[치루 집중탐구 5탄] 치루 수술 후 관리 – 좌욕과 케겔운동 [치루 재발]
6	[치루 집중탐구 6탄] 치루와 항문초음파 – 항문초음파 절대 과잉진료가 아닙니다! [치루와 항문초음파]

▶ 책읽어주는 의사

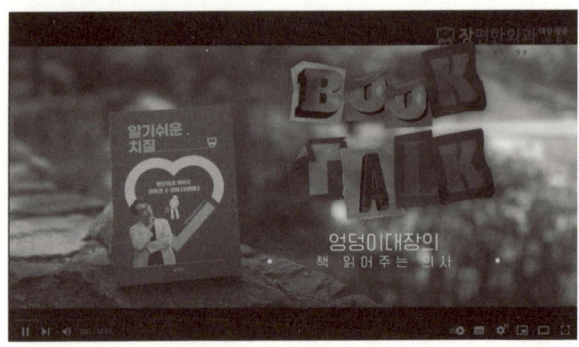

번호	제목
1	치질이 있는 사람, 두려워하지 말고 내게로 오라! [책 읽어주는 의사 ep.1] ㅣ 엉덩이대장
2	치질 수술은 성형 수술이다?! [책 읽어주는 의사 ep.2] ㅣ 엉덩이대장
3	치질, 합병증? 제로에 도전합니다 [책 읽어주는 의사 ep.3] ㅣ 엉덩이대장
4	치루, 반드시 "크론병"이 원인인지 파악하셔야 합니다!!!! ㅣ 책 읽어주는 의사 1부 ㅣ 엉덩이대장
5	치루 완치 및 재발 방지를 위해 OOOOO가 필요합니다!! ㅣ 책 읽어주는 의사 2부 ㅣ 엉덩이대장
6	치루 재발 방지를 위한 방법들, 혹시 알고 계신가요? ㅣ 책 읽어주는 의사 3부 ㅣ 엉덩이대장

▶ 변비 집중탐구

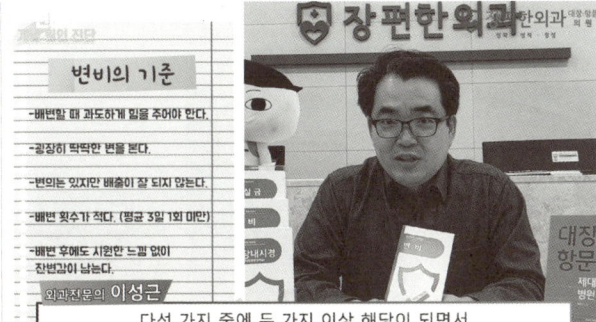

번호	제목
1	변비의 개념과 원인 그리고 진단방법 [변비 집중탐구 1부]
2	변비 치료의 새로운 패러다임 – 바이오피드백 [변비 집중탐구 2부]

▶ 콘딜로마 바로알기

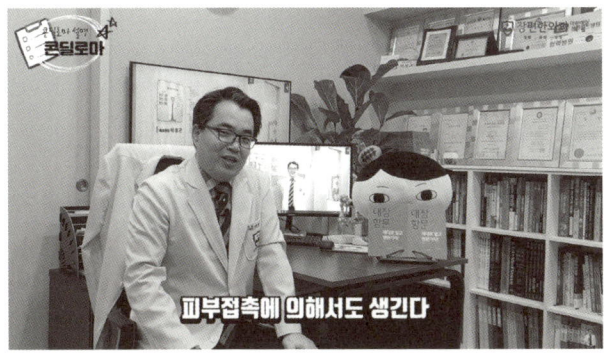

번호	제목
1	콘딜로마는 재발이 문제입니다!! [콘딜로마 바로알기]

▶ 별똥별이 빛나는 밤에

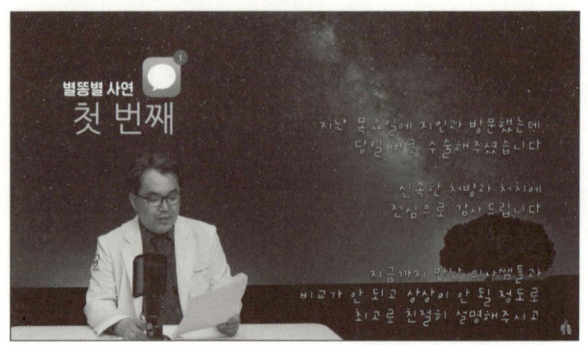

번호	제목
1	사연1. 찢어지는 항문의 고통을 구원해준 당신. (엉덩이 DJ.대장항문 전문의 이성근원장)
2	사연2. '치질 수술, 입원 없이 당일 퇴원이 가능하다고?!.' 비밀은 바로 미추마취! (엉덩이 DJ.대장항문 전문의 이성근원장)
3	사연3. '치질인 줄 알고 사 먹었던 치질약. 알고보니…' (엉덩이 DJ.대장항문 전문의 이성근원장)
4	4부) 치질로 병원에 가기전에 인터넷으로 이거 하나는 꼭! 검색하고 가세요! (엉덩이 DJ.대장항문 전문의 이성근원장)
5	5부 사연) 치질도 암이 될 수 있나요? (엉덩이 DJ.대장항문 전문의 이성근원장)
6	6부 사연) 치루, 정말 가벼운 질환이 아닙니다. 꼭 시청! (엉덩이 DJ.대장항문 전문의 이성근원장)
7	별똥별 EP7. 의사가 되고 가장 중요하게 생각한 것들 (엉덩이 DJ. 대장항문전문의 이성근 원장)
8	별똥별 EP8. 치질 질환 중 하나인 치루, 최대한 빨리 수술 해야하는 이유? (엉덩이 DJ. 대장항문전문의 이성근 원장)
9	별똥별 EP9. '항문 농양'을 치료하고 나서는 반드시 '이것'을 확인해야 합니다! (엉덩이 DJ. 대장항문전문의 이성근 원장)

번호	제목
10	별똥별 EP10. '치열 수술'에 대해서는 의사들마다 의견이 다를 수 있음을 미리 말씀드립니다. (엉덩이 DJ. 대장항문전문의 이성근 원장)
11	별똥별 EP11. '저..항문수술은 무조건 미추마취하는 병원에서 하겠습니다.' (엉덩이 DJ. 대장항문전문의 이성근 원장)
12	별똥별 EP12. '빡빡빡. 항문이 가려운 항문소양증은 참 어려운 질병입니다' (엉덩이 DJ. 대장항문전문의 이성근 원장)
13	별똥별 EP13. '혹시, 대장내시경 검사 아플까봐 겁나시나요? 안 아픈 병원있습니다!' (엉덩이 DJ. 대장항문전문의 이성근 원장)
14	별똥별 EP14. '여러분, 똑똑한 의료소비자가 되셔야 합니다!' (엉덩이 DJ. 대장항문전문의 이성근 원장)
15	별똥별 EP15. '제가 진단한 대장암의 최소 연령은 바로18세입니다' (엉덩이 DJ. 대장항문전문의 이성근 원장)
16	별똥별 EP16. '가족중에 대장용종이 있다면, 나도 대장용종이 있을까?' (엉덩이 DJ. 대장항문전문의 이성근 원장)
17	별똥별 EP17. 콘딜로마(항문사마귀) 오해하지 마세요. (엉덩이 DJ. 대장항문 세부전문의 이성근 원장)
18	별똥별 EP18. '대장암', OO만 주기적으로 해도 예방이 된다고!? (엉덩이 DJ. 대장항문전문의 이성근 원장)
19	별똥별 EP19. 복부초음파를 추천드립니다. (엉덩이 DJ. 대장항문 세부전문의 이성근 원장)
20	별똥별 EP.20 위내시경 하시기 전에 꼭 봐야하는 영상. (엉덩이 DJ. 대장항문 세부전문의 이성근 원장)
21	별똥별 EP.21 대장암 검진에선 정상이 나왔는데, 내가 대장암이라고!?. (엉덩이 DJ. 대장항문 세부전문의 이성근 원장)
22	별똥별 EP.22 혹시..변비로 고생하고 계시나요? 여기에 그 해결 방법이 있습니다! (엉덩이 DJ. 대장항문 세부전문의 이성근 원장)

번호	제목
23	별똥별 EP.23 변실금, 조기 치료로 충분히 좋아질 수 있는 질병입니다! (엉덩이 DJ. 대장항문 세부전문의 이성근 원장)
24	별똥별 EP.24 항문도 물리치료가 있다는 사실, 모르셨죠? (엉덩이 DJ. 대장항문 세부전문의 이성근 원장)
25	별똥별 EP.25 항문 출혈, 암이 보내는 신호일수도!? (엉덩이 DJ. 대장항문 세부전문의 이성근 원장)
26	별똥별 EP.27 대장암의 가족력을 걱정중인 당신, 대장암을 95% 예방 가능한 방법이 있다면 믿으시겠습니까? (엉덩이 DJ. 대장항문 세부전문의 이성근 원장)
27	별똥별 EP.28 혹시 이 영상을 보고계신 여러분도 대장검사를 맹신하고 계시진 않으셨나요? (엉덩이 DJ. 대장항문 세부전문의 이성근 원장)
28	별똥별 EP.29 대장암은 무소식이 희소식이 아닙니다!!!!!! (엉덩이 DJ. 대장항문 세부전문의 이성근 원장)
29	별똥별 EP.30 돈이 없다고 대장암 수술을 미루지 말아주세요. 방법이 있습니다! (엉덩이 DJ. 대장항문 세부전문의 이성근 원장)
30	별똥별 EP.31 항문질환으로 고생하시는 해외동포분들은 이 영상 필독하세요! (엉덩이 DJ. 대장항문 세부전문의 이성근 원장)
31	별똥별 EP.32 대장암, 조기 진단이 왜 중요할까요? (엉덩이 DJ. 대장항문 세부전문의 이성근 원장)
32	별똥별 EP.33(마지막화) 단 한 사람에게라도 도움이 된다면 영광이겠습니다. (엉덩이 DJ. 대장항문 세부전문의 이성근 원장)

▶ 치질 수술 전 주의사항

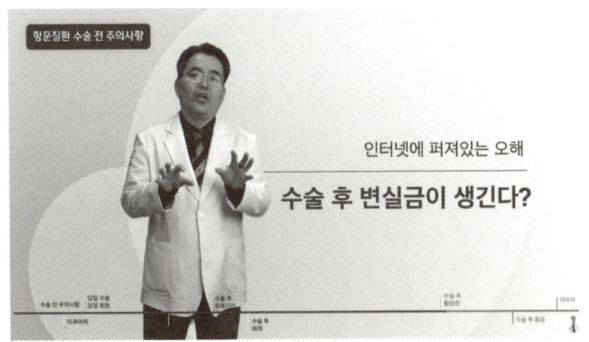

번호	제목
1	장편한외과에서 '치질 수술 전 주의사항' 안내 드립니다~ 수술 전 걱정되시는 분들은 필독! ㅣ 장편한외과의 차별화된 항문질환 수술 전 주의사항

▶ 치질 수술 후 주의사항

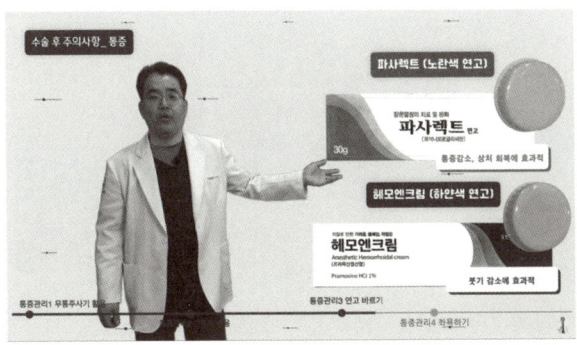

번호	제목
1	치질 수술 후 통증관리 및 주의사항!! [통증편] 치질 수술 후 통증에 대한 두려움이젠 안녕~
2	치질 수술 후 출혈관리 및 주의사항!! [출혈편] 치질 수술 후 출혈 더 이상 걱정하지 마세요~

번호	제목
3	치질 수술 후 분비물 관리 및 주의사항!! [분비물편]
4	치질 수술 후 배변관리 및 주의사항!! [배변편] 치질 수술 후 배변 시 통증을 줄이는 방법!!
5	치질 수술 후 식사관리 및 주의사항!! [식사편] 치질 수술 후 술, 고기 먹어도 될까요?
6	치질 수술 후 상처관리 및 주의사항!! [상처편] 치질 수술 후 상처 소독. 딱 이렇게만 하시면 됩니다.
7	치질 수술 후 활동(운동)관리 및 주의사항!! [활동편] 치질 수술 후 운동은 언제부터 가능할까요?

▶ 치질 수술 후 주의사항 ver.2

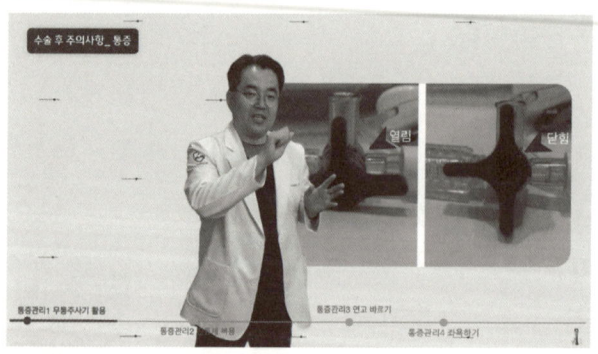

번호	제목
1	치질 수술 후 "통증" 주의사항 롱~~ 버전! [통증편] 치질 수술 후 통증에 대한 두려움! 이젠 안녕~
2	항문, 치질 수술 후 주의사항 롱~~버전!! [출혈편] 치질 수술 후 출혈 더 이상 걱정하지 마세요~
3	치질, 항문수술 후 분비물 관리 및 주의사항 롱~~버전!! [분비물편]

번호	제목
4	치질, 항문 수술 후 배변관리 및 주의사항 롱~~버전!! [배변편] 치질 수술 후 배변 시 통증을 줄이는 방법!!
5	치질, 항문 수술 후 관리 및 주의사항 롱~~버전!! [식사편] 치질 수술 후 술, 고기, 커피 등등… 먹어도 될까요?
6	치질, 항문수술 후 상처관리 및 주의사항!! [상처관리편] 항문 수술 후에 상처 관리, 좌욕과 소독이 도움이 됩니다!!
7	치질, 항문수술 후 주의사항 롱~~버전!! [일상생활편] 치질 수술 후 운동은 언제부터 가능할까요?

▶ 대장내시경 주의사항

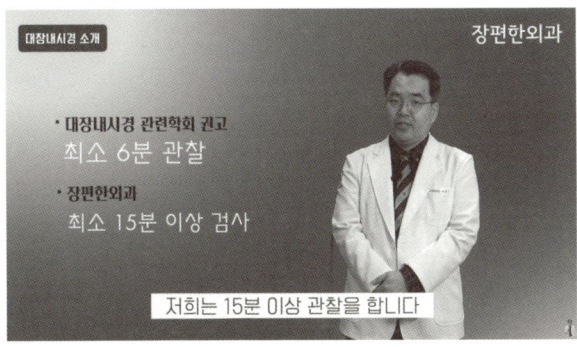

번호	제목
1	[대장내시경 전 주의사항] 이 영상만 보세요! (feat.원프렙 복용법)
2	[대장내시경 전 주의사항] 이 영상만 보세요! (feat.오라팡 복용법)
3	[대장내시경 전 주의사항] 이 영상만 보세요! (feat.이노쿨산 복용법)
4	[대장내시경 후 주의사항] 이 영상만 보세요!

▶ 엉덩이 대장과 함께하는 가상라이브

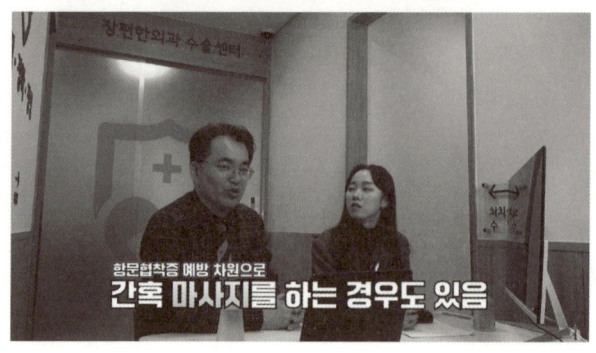

번호	제목
1	치질에 대해 궁금하세요? 뭐든지 물어보세요 바로 알려드립니다 [엉덩이대장 가상라이브 ep.1] ǀ 엉덩이대장
2	내시경이든 주사든 짧게 하면 좋은 걸까요? [엉덩이대장 가상라이브 ep.2] ǀ 엉덩이대장
3	수면(진정)내시경에 대해 드릴 말씀이 너무 많습니다 [엉덩이대장 가상라이브 ep.3] ǀ 엉덩이대장
4	붓고 아프고 피나는 치루, 치루에는 역시 장편한외과입니다 [엉덩이대장 가상라이브 ep.4] ǀ 엉덩이대장
5	치루수술 합병증, 부작용 zero 에 도전하는 장편한외과 [엉덩이대장 가상라이브 ep.5] ǀ 엉덩이대장
6	치루. 누구냐? 너 [엉덩이대장 가상라이브 ep.6] ǀ 엉덩이대장
7	치루예방을 위한 필수영상 [엉덩이대장 가상라이브 ep.7] ǀ 엉덩이대장
8	치열 치료의 트랜드 [엉덩이대장 가상라이브 ep.8] ǀ 엉덩이대장
9	엉덩이대장이 제안하는 치열 치료 [엉덩이대장 가상라이브 ep.9]
10	치열을 위한 엉덩이대장의 소견 [엉덩이대장 가상라이브 ep.10]
11	치열의 해결책은 ## 이다 [엉덩이대장 가상라이브 ep.11]

번호	제목
12	항문주위농양 수술해야 하나요? [엉덩이대장 가상라이브 ep.12]
13	항문주위농양. 몸의 신호, 절대 무시하지 마세요!! [엉덩이대장 가상라이브 ep.13]
14	엉덩이대장님, 합병증 안 생기게 해주시옵소서!! [엉덩이대장 가상라이브 ep.14]
15	수술 후 합병증?! 대한민국 의사들은 최선을 다합니다. [엉덩이대장 가상라이브 ep.15]
16	'대장암의 씨앗' 대장용종, 선종은 제거해야합니다. [엉덩이대장 가상라이브 ep.16]
17	'대장에 용종이 생기셨다고요?[엉덩이대장 가상라이브 ep.17]
18	'대장암, 젊어도 걸릴 수 있어요. [엉덩이대장 가상라이브 ep.18]

▶ 내유외강

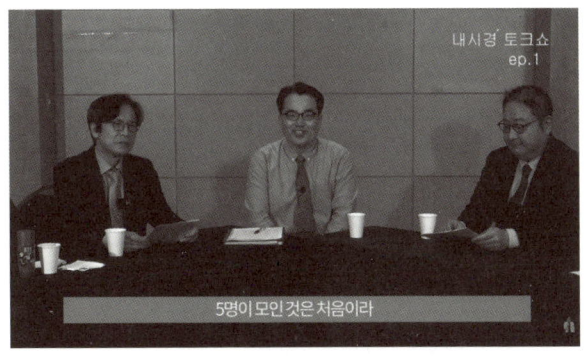

번호	제목
1	[내유외강] 5인의 외과의사가 함께하는 내시경 토크쇼 Ep.1 OO을 잘 하는 의사가 내시경도 잘 합니다.
2	[내유외강] 5인의 외과의사가 함께하는 내시경 토크쇼 Ep.2 대장내시경과 위내시경 두 가지 다 필요합니다

번호	제목
3	[내유외강] 5인의 외과의사가 함께하는 내시경 토크쇼 Ep.3 의사선생님은 내시경 어떻게 하나요?
4	[내유외강] 5인의 외과의사가 함께하는 내시경 토크쇼 Ep.4 진정내시경 하면 이런 일도 있을 수 있다.
5	[내유외강] 5인의 외과의사가 함께하는 내시경 토크쇼 Ep.5 내시경 00살부터 받으세요
6	[내유외강] 5인의 외과의사가 함께하는 내시경 토크쇼 Ep.6 대장내시경 검사는 몇살부터 해야할까?
7	[내유외강] 5인의 외과의사가 함께하는 내시경 토크쇼 Ep.7) 00하는 의사가 내시경도 잘합니다.
8	[내유외강] 5인의 외과의사가 함께하는 내시경 토크쇼 Ep.8) 병원, 의료진 선택에 있어서 00가 가장 중요합니다.

▶ 대장 건강을 바꾸는 시간

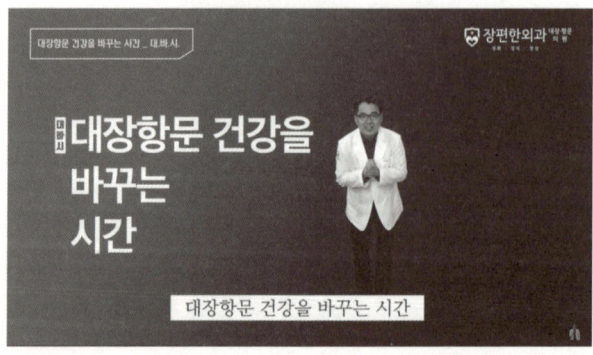

번호	제목
1	대장암 걱정이시죠? 대장암 검사방법 꼭 필요한 내용만 알려드리겠습니다! 대.바.시 EP.1 (대장항문 건강을 바꾸는 시간)
2	(대장항문 건강을 바꾸는 시간) EP2. 가장 확실한 대장암 검사방법!

번호	제목
3	(대장항문 건강을 바꾸는 시간) EP3. 대장암! 걱정되시면 '이것' 하세요!
4	(대장항문 건강을 바꾸는 시간) EP4. 대장암 걱정되시는 분들에게 대장항문 세부전문의가 전합니다.
5	(대장항문 건강을 바꾸는 시간) 대장용종 1부 제대로 알아보자!
6	(대장항문 건강을 바꾸는 시간) 대장용종 2부 용종제거술에 대해 알아보기
7	(대장항문 건강을 바꾸는 시간) 대장염증편 1부 – 대장염증질환에 대해 알아보기
8	(대장항문 건강을 바꾸는 시간) 대장염증편 2부 – 대장염증질환에 대해 알아보기

▶ 항문 건강을 바꾸는 시간 ver.2

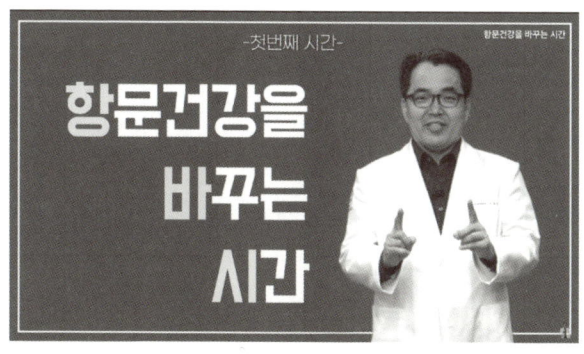

번호	제목
1	[항문건강을 바꾸는 시간] 제1강 – 항문 통증! 도대체 왜 생기나요?
2	[항문건강을 바꾸는 시간] 제2강 – 항문 출혈이 생기면 무조건 대장암!? (+항문 혹에 대하여)
3	[항문건강을 바꾸는 시간] 제3강 – 치핵. 치루. 치열? 알기쉽게 설명해드립니다!

번호	제목
4	[항문건강을 바꾸는 시간] 제4강 – 치핵. 치루. 치열 '수술 꼭 해야하나?'라는 질문에 대해 알기쉽게 설명해 드립니다!
5	[항문건강을 바꾸는 시간] 제5강 – 치질의 대표질환 '치핵'에 대하여 알기쉽게 설명해 드립니다!
6	[항문건강을 바꾸는 시간] 제6강 – 치질 수술에 대한 여러 오해들에 대하여! (feat.치질약과 연고치료)
7	[항문건강을 바꾸는 시간] 제7강 – 치질의 보존적 치료에 대해서!
8	[항문건강을 바꾸는 시간] 제8강 – 치질의 다양한 수술방법에 대해서!
9	[항문건강을 바꾸는 시간] 제9강 – 치루에 대해서 알아봅시다!
10	[항문건강을 바꾸는 시간] 제10강 – 치루수술방식에 대해 알아봅시다!
11	[항문건강을 바꾸는 시간] 제11강 – 콘딜로마와 그외 항문질환에 대해 알아봅시다!
12	[항문건강을 바꾸는 시간] 제12강 – 항문질환의 예방법에 대해 알아봅시다!
13	[항문건강을 바꾸는 시간 파트2] EP.1 – 항문질환의 검사에 관련된 여러 질문들! 첫번째 시간
14	[항문건강을 바꾸는 시간 파트2] EP.2 – 항문질환의 검사에 관련된 여러 질문들! 그 두번째 시간
15	[항문건강을 바꾸는 시간 파트2] EP.3 세상에 이런 마취가?! 미추마취에 대해서 알아보자 –마취편 1강–

▶ 엉덩이대장 vs 엉덩이마왕

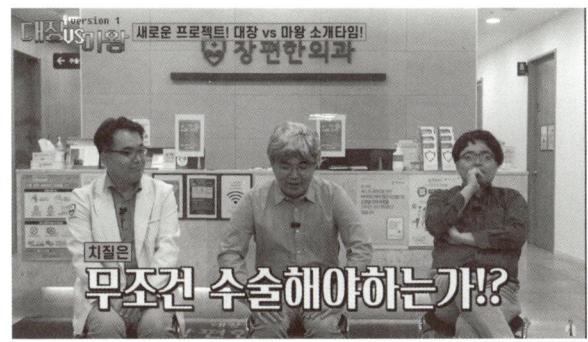

번호	제목
1	[엉덩이대장VS엉덩이 마왕] EP.1 치질 수술..꼭 해야하는가?!
2	[엉덩이대장VS엉덩이 마왕] EP.1 치질 수술..꼭 해야하는가?! -2부-
3	[엉덩이대장VS엉덩이 마왕] EP.2 치질 수술 후 변실금은 흔한가?! -1부-
4	[엉덩이대장VS엉덩이 마왕] EP.2 치질 수술 후 변실금은 흔한가?! -2부-
5	[엉덩이대장VS엉덩이 마왕] EP.3 항문농양 수술해야하는가?! -1부-
6	[엉덩이대장VS엉덩이 마왕] EP.3 갑자기 바뀐 주제?! 항문초음파 꼭 사용해야하는가?
7	누구나 하는 고민, 대장내시경 검진 병원 선택을 위한 이야기 [이 시대 최고의 공감 이야기, 공감 하나] ㅣ 엉덩이대장
8	여러분은 현명한 의료 소비자가 되셔야 합니다 [이 시대 최고의 공감 이야기, 공감 둘] ㅣ 엉덩이대장
9	대장내시경에 대한 걱정, 걱정말아요 그대! [이 시대 최고의 공감 이야기, 공감 셋] ㅣ 엉덩이대장
10	대장암일까봐, 걱정이 되세요? 그럼 이 영상 보시고 걱정말아요 그대! [이 시대 최고의 공감 이야기, 공감 넷] ㅣ 엉덩이대장

▶ 저자와의 만남

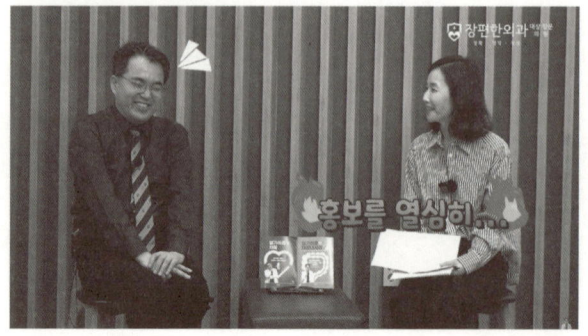

번호	제목
1	인터넷에 떠도는 정보, 맹신하고 있지는 않으신가요? [저자와의 만남 ep.1]	엉덩이대장
2	엉덩이대장이 책을 쓴 이유는 무엇일까요? [저자와의 만남 ep.2]	엉덩이대장

▶ 위내시경

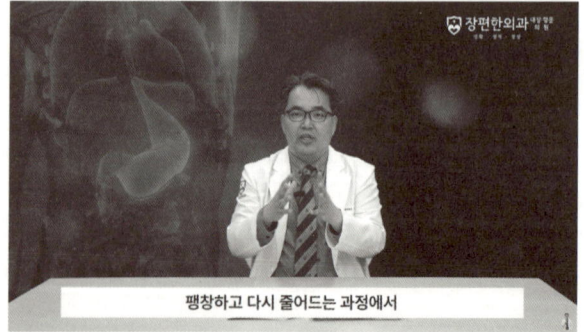

번호	제목
1	위내시경으로 진단할 수 있는 질환과 주의사항?! [위내시경 1부]	엉덩이대장
2	위내시경, 이것만 보면 됩니다! [위내시경 ep.2]	엉덩이대장

▶ 뽑아라 엉덩이대장

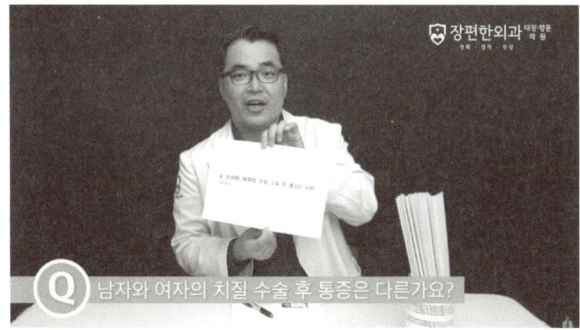

번호	제목
1	남자와 여자의 치질 수술 후 통증, 다를까요? [뽑아라 엉덩이대장 ep.1] ｜ 엉덩이대장
2	치질 수술 후 ( )을 하면 좋을까요?! [뽑아라 엉덩이대장 ep.2] ｜ 엉덩이대장
3	치질 수술 후 언제부터 술마시고 운동할 수 있을까요? [뽑아라 엉덩이대장 ep.3] ｜ 엉덩이대장
4	항문수술 마취의 새로운 패러다임! 미추마취가 최고임을 자부합니다! [뽑아라 엉덩이대장 ep.4] ｜ 엉덩이대장
5	치질 수술 후 음식 스트레스 너무 받지 마세요! 대신 이런 음식만 피해주세요 [뽑아라 엉덩이대장 ep.5] ｜ 엉덩이대장
6	대장내시경 후 음식 이것만 조심하세용 [뽑아라 엉덩이대장 ep.6] ｜ 엉덩이대장
7	대장용종절제술, 제거를 못하셨을 때 쌈박한 방법! [뽑아라 엉덩이대장 ep.7] ｜ 엉덩이대장
8	대장용종이 너무 많을 때 해결책은?! [뽑아라 엉덩이대장 ep.8] ｜ 엉덩이대장
9	대장용종절제술 후 합병증, 0%에 도전합니다 [뽑아라 엉덩이대장 ep.9] ｜ 엉덩이대장
10	나이가 많으면 대장내시경이 가능할까요? [뽑아라 엉덩이대장 ep.10] ｜ 엉덩이대장

▶ 응답하라 엉덩이 긴급구조대

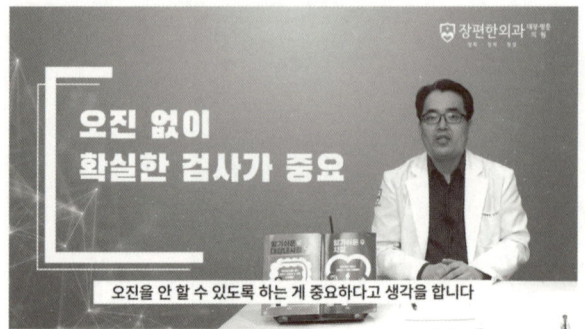

번호	제목
1	겨울에 치질이 심해지는 이유는? [응답하라 엉덩이 긴급구조대 ep.1] / 엉덩이대장
2	치질! 그냥 놔둬도 되는 건가요? [응답하라 엉덩이 긴급구조대 ep.2] / 엉덩이대장
3	치질! 수술하지 말고 예방 하세요!! 치질 이렇게 관리하세요~ [응답하라 엉덩이 긴급구조대 ep.3] / 엉덩이대장
4	치질 수술 후 변실금과 혈변이 걱정된다면? 합병증 걱정마세요!! [응답하라 엉덩이 긴급구조대 ep.4] / 엉덩이대장
5	나이와 계절에 상관없는 치질! [응답하라 엉덩이 긴급구조대 ep. 최종회] / 엉덩이대장

▶ 생생고민 OX 토크쇼

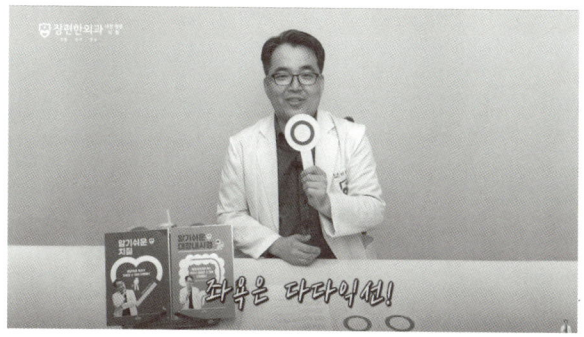

번호	제목
1	치질 수술 전에 이것만 아시면 됩니다. [생생고민 OX 토크 Show]
2	항문수술에 새로운 마취가 나타났다. 합병증의 가능성이 있는 마취는 더이상 필요없다. [생생고민 OX 토크 Show]
3	치질 수술 후에 생길 수 있는 궁금증 [생생고민 OX 퀴즈]
4	치질 수술 후에 생길 수 있는 궁금증! 두번째 이야기~ [생생고민 OX 퀴즈]
5	치질 수술 후에 생길 수 있는 궁금증! 세번째 이야기~ [생생고민 OX 퀴즈]

▶ 항문소양증

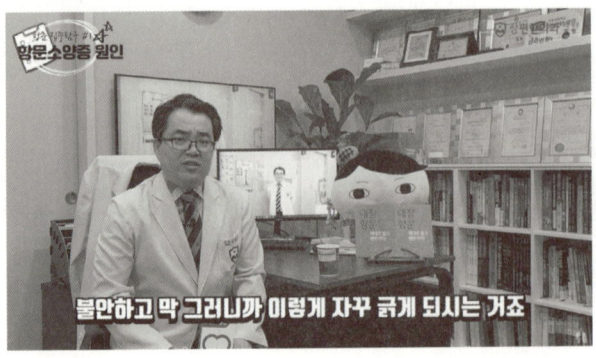

번호	제목
1	항문소양증 원인을 찾아 해결하시면 좋아지십니다!! [#1 항문소양증 원인]
2	항문소양증은 치료될 수 있습니다!! [#2 항문소양증 관리]

▶ 변실금

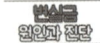
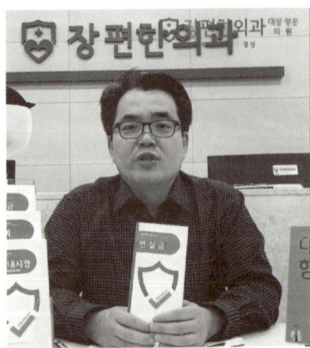

번호	제목
1	변실금 원인과 진단 1부 – 변실금 더 이상 숨기지 마세요!!
2	변실금 원인과 진단 2부 – '변실금' 바이오피드백 치료로 좋아질 수 있습니다!!

▶ 항문주위농양의 모든것

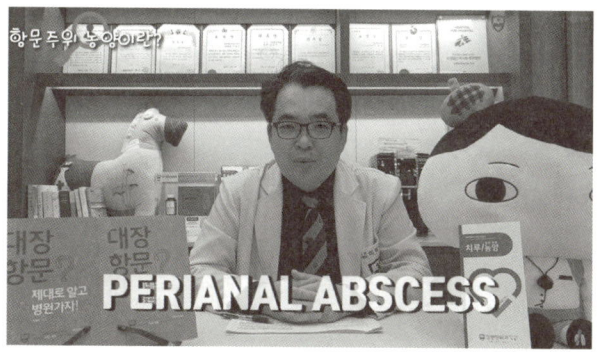

번호	제목
1	술 드시고 설사하시고 항문주위가 아프신분!! 항문주위농양 의심해보세요!! [#1 항문주위농양의 모든 것] 발병 환자중 남자 비율이 약 90%입니다..!!
2	감기 몸살이라고 착각하는 항문농양!! [#2 항문주위농양의 모든 것]
3	항문농양 치료는 늦을수록 안좋습니다!! [#3 항문주위농양의 모든 것] 항문농양을 수술해야 하는 이유!!
4	항문주위농양 재발 방지법!! [#4 항문주위농양의 모든 것] - 항문주위농양 수술 후 관리

▶ 엉덩이대장의 시작

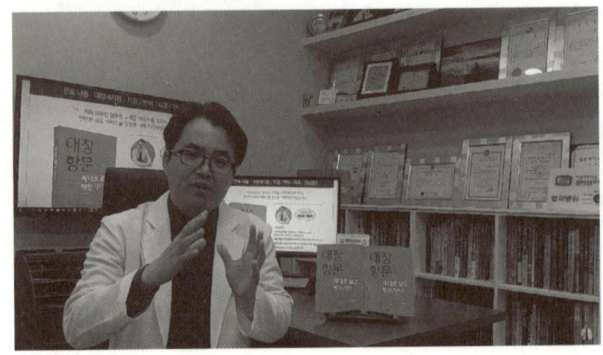

번호	제목
1	수원 변실금 치료! 이제 숨기지 마세요. 수원항외과, 장편한외과 이성근원장이 설명하는 변실금
2	변비 원인을 정확히 진단하고 맞춤형으로 치료하세요. 수원 항문 질환 중점 진료 병원 수원 장편한외과 이성근원장
3	대장에 좋은 음식, 나쁜음식 수원항문외과 이성근 원장의 건강 상식!
4	수원 대장내시경 전 꼭 확인해야 할 사항들!
5	광교대장내시경, 대장내시경이 이제 편해졌습니다. 장편한외과 이성근원장이 알려드립니다.
6	대장내시경 어디서 받아야 하나? 장편한외과 원장이 알려 드립니다. 수원 영통 광교 대장내시경 중점 진료 병원
7	대장내시경은 언제 부터 받아야할까? 영통 대장내시경, 이성근 원장이 알기 쉽게 설명해 드립니다
8	대장암의 씨앗인 대장용종 중 선종은 제거해야됩니다. 대한외과학회 내시경 술기 교수 장편한외과 이성근 원장이 알려주는 대장내시경
9	수원 장편한외과 항문 수술 특징(장점), 영통항외과, 영통항문외과

▶ 엉덩이대장의 시작 2

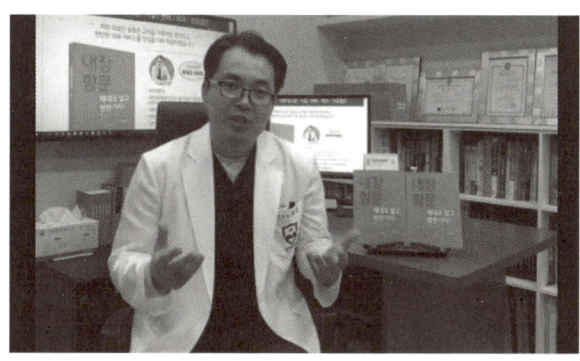

번호	제목
1	Q 항문에서 피가나요? A. 항문에서 피가 난다고 다 치질은 아닙니다. 영통항문외과, 영통항외과 영통 장편한외과 이성근 원장 알기쉬운설명
2	Q. 치질이 오래되면 치질암 ? 대장암으로 되나요? A. 치질과 대장암은 무관합니다! 수원항외과 장편한외과 이성근원장이 치질에 관한 궁금증을 알려 드립니다.
3	Q. 치질 수술 꼭해야 하나? A. 수원항문외과 장편한외과 이성근원장은 치질은 관리해야 하는 질환이라고 말합니다.

▶ 장편한외과의 장점과 특징

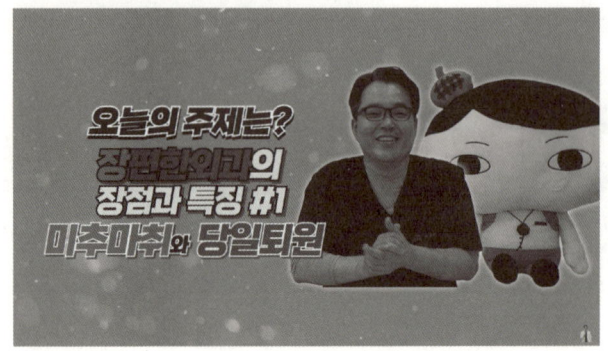

번호	제목
1	[어서오세요~ 여기는 장편한외과입니다] [치질 수술] 장편한외과의 장점과 특징 #1 미추마취와 당일퇴원!!
2	[어서오세요~ 여기는 장편한외과입니다] [대장내시경] 장편한외과의 장점과 특징 #2 대장내시경 2만명/위내시경 3만명!!
3	[어서오세요~ 여기는 장편한외과입니다] [치질 수술 NO ~~ 왠만하면 모두 권하지 않아요] 장편한외과의 장점과 특징 #3
4	[어서오세요~ 여기는 장편한외과입니다] [치루수술] 두마리 토끼를 한번에 잡는다?! 장편한외과의 장점과 특징 #4
5	[어서오세요~ 여기는 장편한외과입니다] [바이오피드백] 변비와 변실금 치료에 탁월합니다.!! 장편한외과의 장점과 특징 #5
6	[어서오세요~ 여기는 장편한외과입니다] 최고의 실력과 인성을 추구합니다!! 장편한외과의 장점과 특징 #6

별책부록 3

장편한외과 영수증 리뷰

★★★ 장편한외과 영수증 리뷰

★★★항문출혈 땜에 장편한외과에 진료를 햇어요~~ 대장내시경도 받구요~넘 친절하구 넘 좋앗어요 설명도 잘해 주시고 넘넘 감사합니다
★★★대장내시경 선생님이 잘 봐주셔요
★★★진짜 양심껏 작성합니다~~~
저 치질 몇 년간 오래 고생했고요 피곤하고 힘들 때 피가 났었는데 최근에 매일 변 볼 때 피가 나서 병원에 갔었어요 실은 블로그, 까페 검색 많이 해보고 수원 ***가 봤는데 당장 수술해야 한다고 하셨어요 심하다고! 너무 심란해서 한 군데 더 가 본다고 '장편한외과' 가 봤는데 저는 구세주 만난 줄 알았어요! 병원 시설도 깨끗하고 간호사 분들도 친절하세요 항문병원 영통에 차외과도 가봤꺼든요! 여기는 오자마자 환자 대기석에 환자를 위한 치질방석이 많이 비치되어 있드라고요 여기서부터 대장 환자를 위한 병원의 배려가 느껴졌고요
의사 선생님 와~~ 일어서서 인사하며 환자를 맞이해요 진~~~~~짜 굿!! 수술하지 않아도 된대요 여기 진심 홍보 해드리고 싶어요 선생님 짱~ 유머러스하고 친절해요~~^^
★★★원장 선생님 성격 시원시원하니 유쾌한 성격 마음에 들고 환자를 위해 신경쓰시는 배려 깊은 마음 인상적이었습니다. 모처럼 마음 편한 병원이었어요.
★★★여기 정말 친절하시고 꼼꼼히 신경 많이 써 주셔서 강추합니다~!!

수술도 정말 잘해 주셨어요! 이성근 대표 원장님께 늘 감사합니다~!

★★★항문 피부꼬리 때문에 고민하다가 제거할 생각으로 왔는데 선생님께서 친절하고 자세히 장,단점을 설명해 주셔서 정말 좋았던 것 같아요. 무조건 수술을 유도하기보단 여러 선택지를 고민할 수 있게 해 주셔서 정말 만족스러웠습니다. 나중에 항문 관련해서 또 고민이 생긴다면 다시 오고 싶어요 :)

★★★정말 이런 의사 선생님 처음 뵙니다 환자가 들어서자 일어나셔서 인사를 해 주시는데 너무 감사했습니다 왠지 환영받는 듯한 느낌이였어요 ㅎㅎ자세한 설명과 무엇보다 제가 살던 지역의 외과에서 항문경검사를 하면 거의 찢어져서 아팠는데 정말 아무렇지 않게 편안합니다 하나도 안아파요. 저는 치열 때문에 방문한 건데 정말 하나도 안아파서 놀랐구요. 친절은 말할것도 없고 다 검사를 하고나면 도와주시는 간호사 선생님 엄청 친절하시구요. 가깝기만 하다면 좋겠다는 생각을 하며 나왔습니다. 유튜브에서 듣던 그목소리 직접 듣고 뵙고 보니 반갑기도 했구요 진료 잘받고 가벼운 마음으로 왔습니다.

한 가지 궁금한 건 다음에 예약시 전화예약도 가능한지 모르겠어요... 어째든 좋은 병원 알게 되서 너무 좋았습니다 누군가 불편하다면 여기로 바로 추천해드릴 겁니다 잊지 않을 거예요^^

★★★드라마 [슬기로운 의사생활]에서나 경험할 수 있는 환자 눈높이에서 설명해 주시고 친절하게 배려까지 해 주셔서 좋습니다. 치질수술은 처음이라 수원 여러 곳을 검색해서 선택했지만, 현명한 선택이였습니다. 치질수술 잘해 주셔서 감사드립니다~~

★★★원장님 이하 다들 너무 친절하십니다~

특히 원장님 시원시원하시게 잘 해 주시네요~ 강추입니다.

★★★ 뭔가 쑥스러운 진료. 뭔가 만화에서 나올법한 유쾌한 동네 형처럼 진료하고 빠르게 수술하는데. 그 분위기가 아니었으면 아직도 수술 안 하고 버텼을 겁니다. 일주일째인데 거의 나아가네요. 원장님 감사합니다.

★★★ 갈 때마다 친절히 맞아주시고 과잉진료 없이 친절히 치료해 주셔서 감사합니다. 잘 관리하겠습니다

★★★ 저도 리뷰를 보고 반신반의 하며 찾아갔어요. 집 바로 옆 ＊＊구에 큰 병원을 두고 굳이 갔는데 갈만해요. 다른 분들이 리뷰하셨듯이 간호사 분들 의사 선생님 모두 엄청 친절해요. 이게 편한 병원이 아니니, 스텝이 불친절하면 엄청 신경 쓰이는데 그런 요소 없었어요!! 무엇보다 애매하게 제 판단에 맡긴다는 둥 그런 진단 말고 정확하게 말씀해 주셔서 저도 결정하기 쉬웠어요.

★★★ 의사 선생님 완전 친절하시고 통증이나 후처치에 대해서 자세하게 설명해 주세요!

★★★ 원장님께서 친절히 설명해 주셔서 정말 감사했어요. 다들 여기로 가세요.

★★★ 치질수술하고 오늘 마지막으로 내원했습니다. 4군데나 떼내서 한 달이 조금 넘은 지금도 좀 불편하지만 통증은 없으니 그나마 다행이네요. 아직 녹지않은 실밥도 제거하고 항문 협착증도 없다니 안심입니다. 혹시나...치질로 고생하시는분들이 계시다면 혼자 고민하지마시고 장편한외과 강추!!!합니다.

이성근 원장님과 여러 간호사 선생님들 덕분에 그동안 치료 잘 받았습니다. 앞으로도 한달동안은 좌욕 열심히하고 연고 열심히 바르고 완쾌할게

요~^^ 그동안 감사했습니다~

★★★너무 심한 상태라서 바로 수술했는데 여기 선생님 간호사 분들 다 엄청 친절하세요. 감동입니다!! 치질수술은 여기로 추천해요~^^

★★★대장내시경으로 방문했습니다. 일단 다들 너무 친절하세요. 무섭기도 하고 두려움도 있지만.. 의사 선생님이 너무 친절하시고 설명도 너무 잘 해 주셔서 웃으면서 진료했습니다. 드라마에 가끔 나오는 그런 따뜻하고 유쾌하신 의사분들 있자나요. 경험해 보지 못한 그런 의사분 경험했습니다. 이런 말이 어울리는건 모르지만.. 이병원은 돈보다 사람이 먼저라는 느낌이네요. 살짝 먼가 감동이였습니다. 살면서 나이 들고 병원에서 이런 감정이 드는 게 처음이였습니다. 함튼 가보면 다들 아실 꺼에요 ㅎㅎ

★★★항상 친절하고 따뜻한 마음으로 봐 주시는 원장님 덕에 힘든 시간 잘 견디고 웃으며 지내고 있습니다! 거의 다 나아가서 자주는 못 뵙지만 늘 감사한 마음 가지고 있습니다. 늦었지만 23년 한 해도 새해 복 많이 받으시고 행복하셔요!

★★★똥꼬가 아파서 인터넷 검색 후 방문한 병원인데 원장님이 진찰하시더니 치질에 혈전이 복합적으로 발병한 상태라 자세히 설명해 주시고 바로 수술 실시. 맘에 준비를 하고 가서 놀라지 않았어요. 원장님의 친절한 설명 감사드리며 간호사들도 원장님처럼 엄청 친절해서 좋았습니다. 오랜 해외주재원 생활로 치료 시기를 놓쳐서 수술했지만 제가 선택한 병원과 원장님 믿고 기필코 완치하겠습니다. 감사합니다.

★★★항문 진료가 처음이라 단순 치질인 줄 알고 갔는데 치루라고 바로 수술해야 한다고 하셔서 다행히도 바로 수술해 주셨습니다.
원장 선생님도 설명도 잘 해 주시고 친절하시고

간호사님 분들도 친절하십니다.
병원도 깨끗했고 관장 없이 미추마취했고 바로 퇴원했습니다.
적극 추천합니다~♥

★★★수술 없이 치료♡

★★★사실 어제밤부터 너무 걱정되서, 대기하는 동안에도 너무 떨렸는데 원장님이(?) 너무 통쾌하게 상담해 주셔서 정말 큰일 아니구나 싶어서 안심하고 돌아왔습니다. 읽어보라고 책도하나주셨어요. 정독하고 엉덩이를 더 소중하게 챙기도록 할게요.

★★★역시 소문대로 이성근 원장 선생님 시원시원하시네요.
항문외과 가는 거 많이 걱정하고 망설였는데 의사 선생님도 친절하시고 간호사 선생님들도 다들 친절하셔서 몸도 맘도 편하게 수술하고 왔어요. 예쁘게 해 주셨다니 덧나지 않게 잘 아물길 바래봅니다.

★★★이성근 원장님 항상 친절하시고, 설명 자세하게 해 주셔요! 간호사 분들도 친절하시고 만족입니당

★★★다른 병원을 다니다 이번에 처음으로 방문하게 되었는데 우선 원장님께서 너무 밝으시고 친절하시면서도 꼼꼼하게 설명해 주셔서 좋았습니다. 약 잘먹고 빨리 쾌차하겠습니다

★★★떨리는 마음으로 내원하였는데, 정말 진료도 빠르고 다들 친절하셨습니다.
그리고 약간 민망한 분야이다 보니, 부끄럽기도 한데 이런 점을 감안하여 설명도 엄청 잘 해 주셨구요. 초음파 및 촬영 사진을 보여 주시면서도 정말 상세하게 알려주셨습니다. 정말 추천하고 싶은 병원이구요.
앞으로도 잘 되었으면 하는 병원이네요.

원장님, 간호사님들 모두 감사드립니다.

★★★원장님 친절하게 설명 잘 해 주시고 간호사 분들도 친절해요~ 진찰할 때 다른 덴 그냥 하던데 여긴 최대한 가려주시더라구요

★★★생각보다 상태가 좋지 않아 원장님께서 갑작스레 수술을 해 주셨음에도, 좋은 말씀 많이 해 주시고 특유의 밝음으로 진정시켜 주셔서 너무 감사드립니다.

★★★항문질환 망설이다 찾아간 곳으로
다행이 수술적 치료 필요없다 하셔서 한시름 놓았네요
위내시경과 대장내시경 검사도 편안하게 잘 받았고 용종도 잘 제거해 주신 거 같아요.
아직 검사 결과는 남겨 놓고 있지만...
선생님과 간호사님 모두모두 너무 친절하시고 맘편이 진료받을 수 있는 곳이라 추천합니다.

★★★의사 선생님 정말 친절하세요! 알아듣게 잘 설명해 주시고 딱딱하고 그런 분위기 아니고 항문외과 처음 가 봐서 걱정하고 갔는데 걱정 괜히 하고 간 거 같아요!

★★★이성근 원장님 정말 친절하세요!! 후기에서 보긴 했지만 환자를 일어나서 맞이해 주신 의사는 처음이에요! 엄청 걱정하고 긴장했는데 밝고 호탕하신 원장님 덕분에 마음이 편해지고 무한 신뢰가 가더라구요ㅎㅎ항문외과라는 곳은 또 가고 싶지는 않지만 장편한외과라면 또 방문하고 싶네요ㅋㅋㅋ담에 내시경하러 방문해야겠어요!

★★★100번 고민하다가 찾아간 장편한외과♡
이성근 원장님 마음 편하게 진료 잘 해 주시고 간호사님들도 친절하시고

별책부록 245

만족합니다.

화장실도 깨끗하고 많이 망설였는데 수술 잘 한 것 같아요.

감사합니다 ♡♡

그리고 건물 바로 앞이 택시승강장이라 최고예요

다른 분들도 망설이지 마시고 편안해지세요

★★★원장님 너무 좋으셨습니다

처음이라.. 많이 긴장했었는데요::

안내해 주시는 분부터

진료해 주시는 분까지

친절합니다!!!

★★★처음 방문이었지만 딴 병원보다 만족스러웠습니다

★★★일단 리뷰에 앞서 제가 거주 중인 ＊＊역 근처 병원에서 처음 진료 하였습니다만...이 병원은 항문외과로 가장 큰 병원이였어요 하지만 항문 경검사 및 초음파검사 시 아픔을 느꼇던 저한테 오히려 못참는다고 역정 내던 의사 선생님 때문에 병원 ptsd..(제 인생에 만나지 말아야 할 최악의 의사..)

무쪼록 제겐 마지막이 될 마음으로 장편한외과를 찾았습니다. 물론 모두 뛰어나시지만 이성근 대표 원장님에게 마지막 제 상처를 맡겼고, 결과는 인생 병원을 찾았습니다..

특유의 호탕한 성격와 정밀하고 정확한 진료 그리고 검사 시 고통을 전혀 못 느끼게 배려주시면 진료해 주십니다ㅠㅠ

사실 리뷰를 400자밖에 못쓰는 제 심정이 나무 안타깝습니다.. 저처럼 항문외과에 몸 상처 마음 상처 있으신 분은 그냥 생각하지 마시고 장편한외

과로 오세요

★★★이성근 원장님 상담도 설명도 잘 해 주셔서 믿음이 가서 전주에서 수술하러 수원까지 가게 되었답니다

복합성치루인데 레이져로 수술하고 회복 중 입니다

수술은 잘되었고 회복 중입니다

원장님이 쓰신 책이랑 유튜브도 보면서 열심히 회복 중입니다

환자를 편하게 해 주시는 원장님

감사합니다 간호사 선생님들도 친절하시도 좋더라구요

이런 리뷰 잘 안 쓰는데 이성근 원장님 진료해 주시는 거랑 수술이랑 너무 만족스러워서 리뷰 남깁니다.

치루수술하는 환자의 맘도편하게 해 주시는 곳에서 수술하고 싶은 환자의 마음 알아주시는 병원에서 치료받게 되어서 넘 좋았습니다

이성근 원장님 감사합니다

★★★좋아요

의사샘 과잉진료 없네요

★★★선생님 넘 친절하시고 안심되는 곳입니다.

간호사님들도 친절하시고 굴욕감을 주지 않는 곳입니다 치료 계획 있으면 빨리 받으세요

★★★아빠가 다녀오시고 좋다고 하셨어요^^ 친절하시고 상담 잘 해 주신다면서 만족해하셨답니다!!

★★★양심적인 의사, 실력 있는 전문의, 쉬운 거 아니지요.

대부분의 항문외과가 힘든곳들이 많은지, 대장내시경 전에 무조건 칼부터 들이대자고 보체는 선생님들 많지요. 가장 잘나가는 ＊＊동 병원에서

도 3기라 위험하니, 내시경 전에 수술부터하자고 했는데, 혹시나 해서 유튜브 보고 여기 병원에 왔는데, 대장내시경으로 용종 세 군데 제거하고 나니, 원장님께서 수술이 불필요하다고 염증치료만 권하더군요.
자존감과 자존심이 있는 전문의 선생님입니다.
강추합니다.
최소한 **동 그 병원에 대한 미련은 버려서도 될 듯 합니다.
★★★많은 검색과 영수증리뷰.유*브.맘카페 등 다 보고 용기 내어 가게 되었는데 역시나 선생님의 친절한 상담으로 걱정과 안도로 눈물까지 났네요ㅜ 병원도 청결하고 모두 친절하세요
다만 네이버 첫 진료 예약 원장님이 정해져 있다는 걸 알고 당황하긴 했어요 예약했지만 선생님 변경으로 대기시간이 오래 걸린다고 했어요
그래도 기다렸는데 생각보다는 오래 걸리진 않았고 다음 방문은 걱정없이 올 수 있을 것 같아요
리뷰 안 쓰는데 영수증 챙겨서 왔습니다
친절한 상담 감사했습니다~
★★★의사 선생님 간호사 분들 모두 밝고 친절하셔서 기분 좋게 시술 받을 수 있었습니다
★★★원장님의 친절하시고 상세하게 설명해 주신 덕분에 맘 편히 돌아왔습니다! 이제는 걱정없이 잘 지낼 수 있을 것 같습니다. 정말 감사드립니다!
★★★수원이 거주지가 아니라서 남편 월차 내고 갔는데
선생님의 친절한 설명을 듣고 한시름 걱정을 덜고 왔네요 간호사 분들에 세심한 손길에도 감사드려요
★★★환자 입장을 잘 해아려주네요

★★★의료진 모두 친절하셨어요

의사쌤께서는 열정도 에너지도 넘치셨고

내시경 편안하게 잘 받았음. 사후관리도 잘 해 주셔서 만족함

★★★원장님 간호사 선생님 다 친절해요. 자세하게 설명을 잘 해 주시더라구요 검사 잘 받고 왔습니다~^^

★★★정말 고민 끝에 어쩔 수 없이 방문했는데 잘 찾아간 거 같습니다. 리뷰만 보고 반신반의하고 방문했는데 원장님 간호사님 정말 너무 친절하세요 지금껏 다닌 병원 중에 친절 No1

(이런 병원은 없었다 이건 병원인가? 친절상담소인가?)

너무 편하게 진료 보고 왔습니다…

★★★리뷰 보고 처음 방문했는데, 친절하시고 자세히 설명해 주셔서 편한 마음으로 돌아왔습니다. 감사합니다

★★★세상에~ 이렇게 친절한 원장님도 계시네요!!

참다 참다 안 되겠다 싶어 방문했는데 간호사 분들, 원장님 너무 친절하세요! 항문질환이라는게 자세히 물어보기도, 설명듣기도 참 뭣한데 알아서 쉽게 설명 잘 해 주세요.

대장내시경 검사도 받았는데 전날 먹는 약도 분말이 아닌 알약이라 먹기 편했고, 작은 용종 하나 제거했는데 별 거 아니라며 다음날 아침에 먹을 장 유산균까지!!

검사 후에도 참고하라고 동영상까지 보내주신 정성 감사해요~

번창하세요~

★★★오늘 오전에 내원했는데 항문경, 초음파까지 하고 정확한 진단 받았습니다. 정확히 4주 전, 수원 ㅇㅇ항외과에서 (항문경 했는데도) 제대로

진단이 안 되었다는 것도 알게 되었네요. 원래도 여기 올까 고민했었는데 괜히 ㅇㅇ병원 갔었네요. 저로서는 불편한 게 있어서 나름 수술 각오하고 갔는데 너무 아무렇지 않게 수술은 아니라고 말씀하셔서 당황+다행이었어요. 집 근처 이렇게 정확한 진단에 수술부터 권유하지 않는 병원이 있는 것도 다행이네요. (ㅇㅇ항외과는 수술권유) 평소 식습관, 생활습관 등 신경쓰겠지만, 큰 증상은 없더라도 정기적으로 내원해서 진찰 받아도 좋겠다 싶은 생각까지 들었습니다. 마지막에 주신 책도 바로 읽었습니다

★★★20년째 치핵을 가지고 살아온 40대 중년입니다.

하는 일이 서서 하는 일이라. 수술하는 게 마음먹기 쉽지 않았는데요..

9월 30일에 원장쌤 말씀 듣고 수술 결심했는데..

왜 여태 참았나 싶었습니다..

선생님, 간호사 분들 모두 친절 설명 굿...입니다

수술하고 통증도.. 별루 없구요

수술도 잘된 거 같아서 너무 좋습니다.

너무 감사드립니다.

★★★출산하고 아파서 다른 병원 갔다가 수술 강요해서 소문 듣고 여기로 다시 진료 받으러 왔어요 원장님 너무 친절하시고 과잉진료 전혀 없으십니다 약 먹고 연고 바르면 된다고 수술 불필요하다고 해 주셔서 마음 편히 집에가요 데스크 직원분들도 친절하십니다 ^^! 최고

★★★선생님 완전완전 친절하시고요~(진료실 들어갔을 때 서서 인사하는 선생님 처음 만났습니다~)

아무래도 고민하며 병원을 오는 거라 긴장을 많이 했어요!!

선생님께서 맘 편히 검사받을 수 있도록 "괜찮아요" 말해 주셔서 진료 받

는데 진료 받는 내내 왜 진작 오지 않았을까~ 하는 생각이 들 정도로 맘 편히 진료 받았습니다!
증상에 따라 당일 수술 당일 대장내시경도 가능하니 꼭 꼭 숨기지 말고 바로~ 병원으로 귀귀~~!!

★★★두 번째 방문했는데 아주 좋아요.
간호사 분들 의사샘들 모두모두 친절하네요.
조금 기다리긴 하지만 기다리지 않는 병원보다는 기다리는 병원이 좋은 느낌이 드는건 왤까요.ㅎ
강추하는 항문병원입니당

★★★유튜브로 알게 되어서 일부러 큰맘 먹고 수원까지 위대장내시경을 남편과 같이 받아 보았는데, 너무 편안한 환경에서 검사받고 용종도 제거했네요. 매우 만족해요. 강추

★★★어머니 모시고 다녀왔어요. 항문외과 세 군데 방문했는데 다른 병원은 모두 무조건 수술만 권했는데 이성근 원장님께 진료 받고 어머니께서 매우 만족해 하셨어요. 정확한 현재 상태에 대해 이해하기 쉽게 설명해 주시고, 치료 방법과 수술 여부 및 수술 여부에 따른 장단점에 대해 자세하게 설명해 주셔서 너무 좋았어요. 일단 수술하지 않아도 되는 상태라 약과 여러 방법으로 치료 가능하니 그렇게 하자고 하셔서 큰 걱정 덜었습니다. ^^

★★★여기서 치루수술 1, 2차 받고 회복 중인데 2주 후 통증 거의 없어지고, 만족감이 큽니다. 이성근 원장님 너무 친철하시고, 궁금한 거 설명 다 해 주시고, 수술도 잘 해 주셔서 감사합니다!! 항문농양수술 후 치루수술 하기 전 병원 이곳저곳 알아보다 오게 됐는데, 하남에서 차를 몰고 1시간 가량 걸리는 먼 길이지만 시간, 비용 지불하고 다닐만 하네요.

환자 입장에서 배려해 주심이 여러모로 느껴지네요. 대장항문외과 알아보고 계시면 진료날짜, 시간 확인 후 한번 꼭 가보시길 추천드립니다.

★★★병원 깔끔하고 좋아요! 원장님도 친절하시고 놀랐던 건 여태 많은 병원 다니면서 의사 선생님께서 일어나서 환자 맞이해 주시는 건 진짜 처음 봤어요..... 책도 주시고..... 지병만 없었어도..여기서 꼭 검사 받고 싶었는데ㅠㅠㅠ 맨정신으로는 못할 것 같아서..ㅎㅎ 아프면 안 되겠지만 혹시라도 대장, 항문쪽에 문제 생기면 다시 방문하겠습니다!

★★★대장항문질환은 참 고약한 질환인데요. 너무 친절하고 편하게 진료 봐주시고, 꼼꼼히 설명해 주시고 시술해 주셔서 놀랐습니다. 여기라면 부담없이 진료 받으실 수 있고 여기 간호사 선생님들도 모두 친절하고 프로 느낌입니다. 특히 이성근 원장님은 정말 대한민국 최고의 대장항문외과 선생님이라 생각되네요. 웬만한 서울 중대형 병원보다 치료 받기 낫다고 봅니다. 당일퇴원이 되도록 마취방법도 뛰어나시고 (미추마취) 특히 걱정되는 통증에 대해서는 환자의 부담을 줄여주려고 최선의 방법과 노력을 기울여 주시는 것이 느껴집니다. 제가 수술 통증과 회복이 쉽지않은 축농증, 치루 수술 등 여러 차례 경험하였기에 이 병원과 원장님은 정말 추천드리고 싶고요. 지하주차장이 좁아서 불편하긴 하지만 옆 건물 유료주차장을 지원해 주시니 참고하면 될 듯요.

★★★가깝기도 하고 친절하시다는 소문을 듣고 가게 되었는데요 의사 선생님과 간호사 선생님들도 정말 너무 친절하셨고요 갑작스럽게 대장내시경 하게 됐는데 겁먹지 않고 편하게 잘하고 왔답니다 감사해요

★★★이성근 원장님 너무 친절하시고 간호사 분들도 너무 친절해서 감사했습니다. 이제 수술한 지 일주일이 되어가는데 차츰 좋아지는 걸 느끼

고 있습니다. 엄청 바쁜데도 친절함을 잊지 않으시고 웃으시며 환자를 보다 안심시켜 주시고 최선을 다해 케어해 주시는 모습을 보며 집 근처에 마음놓고 다닐 수 있는 병원이 있음에 감사합니다.

처음에 수술할 생각 없이 약 타러 갔지만 염증이 심하여 수술을 하게 되었지만 그래도 통증에 신경을 많이 써주시고 아픈 걸 이해해 주셔서 감사합니다.

다른분들도 주저하지 말고 아플 때 빠르게 찾아갔으면 좋겠네요^___^

★★★탁월한 선택이었던 장편한외과!!! 치핵이 심해서 동네 병원 2곳에서 우선 진료받았으나 권위적인 의사 선생님들의 모습도 별루였고 척추마취로 수술하는 것도 부담스러웠는데 우연히 유튜브와 소문으로 검색하여 보니 미추마취와 약간의 수면으로 수술에 부담과 두려움이 있었던 나에겐 너무도 안심되는 수술방법이었습니다. 무엇보다 정말로 친절하시고 실력 좋은 원장 선생님의 첫 진료를 본 후 우리집에서 1시간 거리인 장편한외과에서 수술하기로 마음먹고 실행하였습니다. 무엇보다 감사한 점이 타병원에서 피검사한 결과 면역력이 저하되었다고해서 혹시 수술에 문제없을까 걱정했는데 이렇게 거의 완치되어가고 있고, 또한 말씀도 안 드렸는데 친절하신 이성근 원장쌤께서 다시 피검사 해 주셔서 면역력이 정상수치 되었다는 것도 확인해 주셨습니다. 정말 감사드립니다.

★★★병원이 깨끗하고 깔끔한 느낌이구요 과잉진료 안 한다고 해서 갔는데 그런 느낌이었어요 물어보면 설명도 잘 해 주시고 안심시켜 준다고 해야 하나.... 집이랑 가깝진 않은데 담에 갈 일 생기면 여기로 또 가고 싶어요!

★★★머뭇거리면서 갔는데
너어어미 시설도 좋고

원장 선생님 진짜 실력 좋으시고
간호사 선생님들도 진짜 친절하세요!!
잘 회복하고 있습니당

★★★원장쌤 리뷰대로 친절하시고 과잉진료도 없으셨어요 치핵 진단 받았는데 수술할 필요 없고 좌욕기, 연고 관리 열심히 해 보면서 경과 지켜보자 하셨는데 열심히 관리해 볼게요! 걱정 안 되게 토닥토닥해 주시고 너무 감사했습니다ㅠㅠ

★★★네이버 후기를 살펴보고 내원했었는데 역시나 원장 선생님 정말 친절하셨습니다. 과잉진료 같은 건 아예 없었고, 제 상태 및 관리방법에 대해 상세하게 말씀 주셔서 안심이 되었고 가벼운 마음으로 병원을 나설 수 있었네요. 첫 방문하시는 분들께 책을 주시는 거 같은데 정독해서 건강하게 생활 하겠습니다ㅎㅎ

★★★정말 무섭고 걱정 많았는데 정말 친절하셔서 좋았네욤

★★★너무 감사했다고 남편이 하라고 하네요^^
고국 방문에 고민하여 찾아간 장편항외과 정말 강추드려요 이런 병원이 있는 곳에 사시는 수원 시민들도 부럽네요 감사했습니당^^
정말 최고에요~

★★★안녕하세요. 원장님. 아니 장편항외과 여러분. 저는 얼마 전 대장. 위내시경과 초음파 진료를 받았던 미국 거주하는 한국인입니다. 10년만에 고국 방문하여 고민 끝에 수원 장편항외과를 선택하여 와이프와 진찰을 받았습니다. 이런 훌륭한 병원이 있다는 사실에 놀라고 새삼 한국 의료 시스템과 병원의 서비스마인드에 감탄하였습니다. 물론 모든 병원이 그런 건 아니겠지만 적어도 제가 방문했던 장편항외과는 제가 경험했던 병

원 중에서 단연코 최고의 병원이었습니다. 진심으로 감사드립니다.

잊지 못할 감사함에 이렇게 늦게 감사인사드려요. 장편한외과의 건승을 기원하겠습니다. 여기 미국 교민들에게도 많이 홍보할께요. 유튜브 채널 두요..ㅎ다시 한 번 감사합니다.

★★★수술하고 두 번째 방문. 수술은 너무 무서웠지만 의사 선생님이 친절하게 설명 잘 해 주셔서 마음이 놓였어요. 간호사 쌤들도 모두 친절하세요^^ 이제 아프지만 않기를..

★★★선생님과 간호사님들 모두 친절하시고 잘 챙겨주십니다~

★★★타 병원만 다니다가 처음으로 방문했는데 간호사님 원장님 모두 친절하셨습니다! 무엇보다 사진을 통한 병명, 원인, 그에 맞는 투약 종류까지 구체적으로 설명해 주셔서 좋았습니다! ^^ 또 방문하겠습니다!! 감사합니다!

★★★검진으로 엄마 모시고 갔는데 모든 직원분들과 의사 선생님이 편하게 응대해 주셔서 감사했습니다

완전 추천드려요

★★★의사 선생님이 친절하고 진솔합니다. 증상에 따른 원인과 치료 방법을 자세히 설명해줘서 믿음이 갑니다

★★★너무 좋은 병원입니다.

엉덩이 종기가 사라지지 않아 설마하고 방문했는데, 수술해야 한다는 이야기를 들었습니다.

곧장 수술 받겠다. 이야기할 수 있었던 건 겁이 없어서가 아니라 원장님의 상세한 설명 덕분이었습니다.

왜 수술을 해야 하는지, 어떤 상태인지 차분하고 친절하게 설명해주신 덕

분에 바로 수술 결심을 할 수 있었습니다. 미추마취를 하는 곳이란 건 미리 알고 있었기 때문에 수술 이후에 큰 걱정은 하지 않았고, 예상대로 수술도 아주 잘 끝났습니다. 중간에 상태가 걱정되어 전화를 드린 적이 있었는데, 전화로 차근차근 설명해 주셔서 안심할 수 있었네요.

★★★의사 선생님이 정말 친절하다고 남편이 기분 좋게 진료를 받았다고 했어요, 감사합니다~

★★★원장님도 진짜 친절하시고 너무 긴장해서 떨렸는데 긴장도 풀어주시고 장난쳐 주시고 너무 좋았어요
간호사 분들도 친절하시고 우연히 블로그 보고 온 거였는데 후회 없고 지인에게 추천한다면 여기추천할것같아요

진짜 강추!!

★★★항문외과라는곳이 부끄럽고 민망해서 선뜻 가기 어려운 곳이라 망설이고 망설이다 결국은 병을 키워 어렵게 발걸음해서 수술까지잘받았습니다. 딴 병원 가면 선생님들 무지 딱딱하시고 자꾸 물어보면 살짝 짜증 내시고 하는 분들도 많아서 맘 편히 물어보지도 못하고 진료만 받고만 나오는 경우가 많은데 요기 쌤은 진짜 쵝오에요. 친절하시고 참 편안하게 해 주세요. 수술도 마니 두려워서 무섭고 걱정했었는데 선생님 덕뿐에 용기 얻어 힘든 1주일 잘 극복하고 이제 편안하게 지낼 일만 남아서 너무 좋아요^^난생 처음 병원 다니면서 감사한 마음에 직원분들 간식 드시라고 간식까지 챙겨다 드렸어요.이제 외과는 요기만 다닐 꺼에요!!수술 잘 해주셔서 감사합니다^^

★★★이성근 원장님 블로그, 유튜브 보고 타 지역에서 방문했는데 친절하시고 진료도 잘 봐주셨어요 치질수술도 잘하고 왔습니다. ^^ 치질수술

겁나신 분들한테 강추요

★★★ 이성근 원장님 유튜브 보고 가서 그런지 진료실 드러가자마자 친근한 느낌에 편안함~~ 겁에 떠는 저에게 호탕하게 웃으시면서 걱정하지 말라며 편안하게 해 주고 진료두 안 아프게 잘 해 주시더라구요 (다른 병원 진료봤지만 여기가 젤 안 아픔)

상세한 설명까지~ 믿음이 갑니다 진료후 사탕과 책까지 주시더라구요~ ㅎㅎ 감사합니다^^

★★★ 원장님도 간호사 분들도 프로페셔널하시고 친절하세요. 갑작스럽게 수술하게 된 남편이 불안해하지 않도록 맞춤형으로 편안하고 빠른 수술해 주시고, 수술 후 설명도 환자 눈높이에서 너무 잘 해 주셨어요. 감사합니다! 주신 책도 몹시 유익해서 잘 읽어보았습니다!

★★★ 항상 세세하고 꼼꼼하게 진료해 주셔서 정말 감사드립니다. 바쁘신 주말임에도 너무 친절하시고 증상에 대한 부분도 잘 들어주셔서 마음 편히 병원을 방문할 수 있었습니다.
유튜브도 구독하여 항상 잘 보고 있습니다.

★★★ 드디어 완치!!
엄살이 심해 수술 때도 진료 때도 징징거렷는데
안 아프게 잘 해 주셔서 감사합니다ㅜㅜ 최고!

★★★ 원장님 친절하시고 대장내시경 잘 하세요. 용종 한 개 제거했는데 통증도 없고 병원 이름처럼 장이 편하네요.

★★★ 지방에서 일부러 시간 내어 갔는데 만족도 높은 진료를 받았어요~ 환자의 아픔을 공감해 주고 궁금했던 부분도 친절하게 설명해 주시고 넘 감사했구요 감동까지 받았어요~~ 적극 추천합니다~ 감사합니다.

★★★ 내치핵을 오랫동안 갖고 있었어서 수술 후 고생 좀 했습니다... 세 번째 변 볼 때까지는 많이 아파요ㅠ 개인의 상태에 따라서 좀 다르긴 할듯 하네요! 리뷰 보시는 분들 수술하시고 나서 개인차는 있겠지만 딱 1주일 정도면 통증은 참을만 한 정도로 가라앉고 2주 정도면 통증은 변 볼 때 외에는 거의 없네요!

여태까지 병원 다니면서 진료 받으러 들어갈 때, 나갈 때 일어나서 고개 숙여 인사해 주시는 병원장님은 처음 만나봤습니다 아주 친절하시고 긍정적이세요! 수도권 거주하시는 분들은 거리 감안하더라도 충분히 올 만한 실력과 인품이세요 더욱더 번창하시길!!

★★★ 원장님의 겸손하시면서도 상세한 설명에 감동 받았습니다. 의사 선생님이 이렇게 친절하시리라고는 생각 못했어요. 유튜브에 저는 궁금한 것이 많아서 원장님 유튜브 찾아서 더 자세히 보려구요.

★★★ 처음 치료받고 감동받아 장편한외과 짱팬이 되었습니다. 최근 스트레스로 변비가 심한 거 같아서 진료 받고 나왔는데 또 감동 받고 갑니다. 병원이 몸만 치료하는 곳이 아니구나~ 맘을 치료도 해 주시네요. 신기하네요. 항상 응원합니다. 원장님

★★★ 이성근 원장님 정말 친절하세요 설명도 잘 해 주시고요 병원 가기 겁나시는 분들 여기로 가세요

★★★ 농양 땜에 서울서 갔는데 환한 분위기에 설명을 잘 해 주시네요 서울에서 다른 항외과 간 적 있는데 어두컴컴하고 설명도 안 해 주고 엄청 별로였는데 믿음이 갑니다 다음주에 수술할 꺼에요~

★★★ 저 또한. 지인의 소개로 방문했습니다.
원장님 너무 친절하게. 자세하게 설명도 잘 해 주시고.

이해가 쉽게 설명도 해 주셨어요~

이 병원이라면. 그 어느 누구에게도 자신 있게 소개할 수 있을 것 같아요

★★★오늘은 소독하고 무통주사 빼러 갔는데 무통 다 맞겠다고 뻐기다
오후에 가서 대표 원장 선생님이 아닌 다른 분께 소독받았어요!!

여기 선생님들은 일단 배려랑 친절이 다 몸에 베겨 계신 거같아요ㅠㅠ !!

앗 그리구 간호사 선생님들도 다 친절해요

23일 오전에 주사 놔 주시고 챙겨주긴 분들 너무 감사해요!!!!!

제가 주사바늘을 정말 무서워하는데 달래주시고 주사도

한 번에 성공해 주셔서 넘 감사해요ㅠㅠ

정말 좋은 일 하시면서 친절하시기까지ㅠㅠ

여기 가면 아파서 갔지만 기분이 좋아져서 나오게 되네요 ㅎㅎ

네이버 리뷰 쓰겟다고 차음으로 영수증 안 버리고

꼬깃꼬깃 다 챙겼어요 >.<

★★★항문농양 때문에 힘들어하다가 집 근처 병원을 찾아 친절하다는
이야기가 있어 급하게 갔었는데 자의 똥x를 진짜 너무 막 대하길래 속상
해서 이곳저곳 찾다 멀어도 후기 좋고 유튜브도 보다가 장편한외과를 왔
네요~ 오픈시간 바로 가서 대기가 없어서 넘 좋앗구 같은 검사인데 하나
도 안 아프게 해 주시는지 감동... 요즘 대부분의 병원들 가면 몇 분 안 되서
끝나고 좀만 물어보고 잠시만요만 해도 눈치 주고 화내는 곳이 대부분인
데.. 계속 괜찮다고 다독여주시고 기다려주셔서 넘 감사해요ㅠㅠ 다른 항
문농양 수술 후기 보고 겁을 엄청 먹었는데 와.. 안 아파욬ㅋㅋㅋㅋㅋㅋ 진
짜 인생병원 만났어요ㅠㅠ 차가 없어 대중교통으로 왔다갓다는 좀 멀어
힘들기도 하지만 오고 싶을 정도이요!!

선생님 덕분에 수술 잘 받았어요ㅠㅠ감사합니다 우

★★★매번 방문할 때마다 영수증을 버렸는데
리뷰 쓸려고 다 챙겨왔네요!

참~ 세상에 이런 일이ㅋㅋㅋ

리뷰 쓰고 싶어서 병원가고 싶다는 생각을 들게끔 해 주시는원장님과 간호사 언니들 덕분에! 아픈 곳이빠른 속도로 좋아지고 있다는 게 느껴져요. 이성근 원장님의 센스와 재치란.. 아픈 곳도 안아프게 해 주는 마술사 같은... 병원을 이렇게 즐겁게 다녀 본 건 처음입니다!!

다다음주면.. 마지막 방문인데 벌써부터아쉬워요ㅋㅋㅋㅋㅋ

다음에 내시경도 하게 되면 꼭!

여기루 올 거에요~~~!!

병원도 깨끗하고 간호사 언니들도 좋고 다 좋아요

★★★넘 친절하고 꼼꼼하고 정확한 진료를 해 주셨어요~! 과잉진료 없이 환자를 진심으로 생각해 주는 거 같아 기분이 좋았어요

★★★치열 증상이 있어서 방금 진료 받고 나왔는데요. 의사가 일어나서 고개 숙여 인사하는 곳은 처음 봤습니다. 유튜브 보고 간 건데 영상에서 보이는 그 텐션, 그 모습 그대로 긍정+에너지 넘치게 진료하고 계십니다. 수술할 정도는 아니어서 항문관리 방법에 대해서 이야기 듣고 처방전 받아서 나왔습니다. 보통 치질로 고통 받는 분들 대부분이 병원에 안갑니다. 바지를 내리고 자신의 항문을 누군가에게 드러내야 한다는 수치심과 보이지 않는 부위의 질병과 직면해야 한다는 공포심이 발목을 강하게 붙잡죠. 디오스민, 연고, 좌욕 등으로 자가치료하는 것도 좋지만 먼저 정확하게 진단 받는 것이 더 중요하다고 생각합니다. 이 원장님과 간호사 분들께 감사

드립니다

★★★유튜브에서 원장님 접하고 방문했습니다. 하남에서 갔는데 굉장히 친절하고 만족스럽게 진료해 주셨습니다. 다음주 화요일에 수술 일정 잡았는데 안 아프게 잘 부탁드립니다. ㅜㅜ

★★★여기 원장님께서 특히 친절하고 유머도 있으셔서 부끄러워하면서 쫄아 있던 저도 편하게 진료받을 수 있었구요, 직원분들도 친절하게 설명해 주셔서 좋았어요.

대장내시경이랑 엉덩이 수리하고 왔는데 대장내시경은 정말정말 불편감 하나도 없이 바로 출근해서 일할 수 있었어요.

★★★아들의 대장내시경 결과를 듣는 자리인지라 많이 경직되고 긴장했었는데, 이성근 원장 선생님의 명확한 설명과 몸에 배인 배려와 따뜻함으로 긴장이 눈 녹듯 사라졌습니다. 따뜻해서 왠지 더 잘생겨 보이는 원장님 화이팅입니다.

★★★진짜진짜 너무너무 친절하고 좋아요

9월에 다른 병원에서 수술하고.. 잘 안되서 고통스러운 나날을 보내면서 다른 항문외과를 찾아보다가 우연히 유튜브에서 알게되어 방문 했습니다! 정말 너무 아파서 겁에 질려갔는데ㅜㅜ

안 무섭게 괜찮다며 마음에 안정까지 주시고 너무 밝고 기분 좋게 만들어 주시는 의사쌤, 간호사문들이이 있어서 병원가는 게 두렵지가 않고 좋았습니다! 지금도 주마다 진료받으러 가는데 갈 때마다 긴장되도 진료받고 나오면 너무 편한.. 그 자체 ㅋㅋㅋ 그동안 항문 때문에 진짜 고생 많았는데 정말정말~~~ 감사해요 앞으로도 더더더!! 번창하세요

리뷰별점 1000000개 주고 싶네요

장편한외과 병원에서 진료 보시면!
정말 후회 없습니다^-^ 수술을 안 아프게 아주아주 잘 해 주세요! 멀리서 오셔도 될 만큼...^_^♡...
쯔위 닮으신 분! 머리 기신 분! 키 좀 작고 제 이름 기억해 주시는.. 간호사 언니들!! 넘 좋아요~~~!!!

★★★이성근 대표 원장님 너무 친절하십니다.
제가 다녀본 평생의 병원 통틀어 제일 친절하시고 유쾌하시고
이런 분 처음입니다. 정말 긴장 많이해서 떨고 있는데 먼저 호탕하게 웃으면서 긴장 풀어주시려고 노력해 주는 모습 보고 정말 감동 받았습니다.
단순 상업정으로 유튜브 하고 여러가지 하시는 줄 알았는데 전혀 아닙니다. 영상과 실물 그대로 동일하시고 성격도 영상 그대로
너무 친절 인간미 넘치십니다.
굿굿 여기 온 거 후회 절대 안해
마지막으로 트라우마 생기지 않게 잘 진료해 주신 원장님 감사합니다

★★★최근 8월 말에 치루수술 후 11월이 되었는데도 완치가 되지 않고 지속적으로 아파서 유튜브를 보고 장편한외과 이성근 원장님을 만났습니다.
유튜브를 보신 분들은 아시겠지만, 정말 친절하게 진료를 잘 봐주셨구요. 마음을 다하는 게 느껴져서 감사했습니다.
수술은 다른 곳에서 했지만, 저는 저를 수술해 주셨던 원장님보다 이성근 원장님을 더 신뢰합니다.
친절하게 진료해 주셔서 정말 감사하고, 저에게 맞는 처방해 주셔서 감사합니다.

★★★이성근 원장님 인간미 넘치시는 의사 선생님 처음입니다 환자의 입장에서 생각하고 돌봐주세요

적극 추천해요

★★★간호사들 친절하고 의사샘도 친절하고 이해가기 쉽게 잘 알려주세요~ 여기 약 먹은 뒤로 안 간지럽고 좋네요

감사합니다~^^

★★★가족. 지인들에게 추천하고 싶을 정도로 좋아요

항상 이성근 원장님 잘 해 주세요

아파서 갔는데 병원 나올 때 기분 좋게 나올 수 있게 해 주셔 감사합니다 ^^

★★★갈 때마다 기억하시고 상태 친절하게 잘 봐주시고 환자의 마음까지 다독여 주시는 이성근 원장님 추천합니다 ^^

★★★일단 유튜브 방송 보고 이성근 대표 원장님께 끌려 이 병원에서 수술하게 됐어요

이성근 원장님께서 너무 세심하게 내 가족 돌보듯이 봐주셔서 너무 감동이였어요..^^

병원 많이 다녔지만 잠깐 진료 보고 나오는 의사샘이 아닌 궁금한 질문들도 다 상세히 답변해 주시고 수술 후 너무 힘들었는데 원장님 덕에 힘든 시기 다 지나고 좋아지고 있어요~~~~!!

요번에 방문했을 때 통증 진짜 많이 좋아졌다구 하니 박수도 엄청 쳐주시고 ㅋㅋㅋ

원장님께서 책도 주셔가지고 넘 잘읽고 있어요 ^^

★★★정말 친절하고 설명도 잘 해 주시고 완전 만족합니다!!! 진료 정말 잘해서 감동받았아요…

★★★대장, 항문 아프신 분들 검사도 수술도 이곳에서 받으세요! 원장님 진료하실 때마다 성심성의껏 대해주셔서 감사합니다.

★★★몇 년 동안 고민하다 유튜브 보고 신뢰감에? 집과 거리도 좀 있었지만 장편한외과로 결정했어요.

수술 후아픈 건 어쩔 수 없지만 저는 딱 1주일이 죽을 맛이었고 8일째부터 급격하게 고통이 줄어서 현재 약 3주차 되어가는 중에 붓기와 배변 때 작은 고통 빼고는 너무 좋습니다!!! 원장님 하나하나 잘 얘기해 주시고 너무 친절하세요. 앞으로 더 번창하세요

★★★저 이런거 처음남겨봐요.. 리뷰를 안 남길 수 없는 곳.. 원장님 너무 좋으시고 너무 편안하게 해 주셔서 진료 잘 받고 왔어요~~ ^^

기분좋게 진료 받고 갑니다^^♡♡

★★★리뷰 잘 안 쓰는데 안 쓸 수가 없네요

간호사님도 친절하시고 특히 담당의사 선생님께서 설명도 잘 해 주시고 궁금한 거 다 알려주셨어요~~

강력 추천~^^

★★★처음 방문한 곳이라, 옆 건물에 힘들게 주차하고 찾아가긴 했지만 님 친절하게 설명해 주시고, 상담해 주셨어요…

진짜 추천드립니다^^

★★★리뷰를 정말 쓰고 싶게 만들 정도로.. 의사 선생님도 너무 친절하시고 간호사 분들도 친절하게 해 주셨습니다.

수술을 하게 되었지만 믿고 할 수 있을 것 같습니다

★★★항문이 너무 아파서 울면서 제일 가까운 병원 찾아 온 건데 운 좋게 실력 좋은 원장님을 만났네요

오늘 드디어 치핵 수술 받고 마지막 진료인데 원장님께서 너무 예쁘게 잘
나았다고 박수 쳐 주셨어요ㅋㅋㅋㅋㅋㅋㅋ
원장님 너무 친절하시구 간호사 언니들도 모두 너무 친절하셔서
항상 여기 올 때마다 기분 좋아요 병원 분위기도 좋은 게 항상 느껴져요
그리고 그냥 무엇보다 원장님께서 환자 치료에 진심이구 이 분야에
너무 전문적이셔서 유튜브도 하시고 책도 내시고
실력이 워낙 좋으셔서 믿음이 가요
치핵, 치질 대장 질환 고민이신분들은 그냥 얼른 여기 찾아가세요
원장님께서 너무 잘 치료해 주시고 위로도 해 주시구
다 나으면 축하도 해 주시고 다 해 주세욥ㅎㅎㅎㅎㅎㅎㅎ
저는 책 선물까지 주셨어용 감사합니다~!

★★★병원을 많이 다녀봤지만 이렇게 친절하시고
실력 좋으신 선생님은 뵌 적이 없는 것 같아요.
환자의 아픔을 이해하고 공감하겠다는 말 자주 들어는 봤어도
실제로 그렇게 실천하시는 의사분은 처음이었습니다.
과잉진료 없이 정말 필요한 검사해 주시고 병변 조직검사 결과 때문에
긴장했었는데 다행스럽게 이상없다고 정말 가족처럼 같이 다행이라며
안도하고 기뻐해 주시는 모습에 감동받았어요
설명도 이해하기 쉽게 자세하게 해 주셔서 오히려 제가 뒤에 진료 길어
질까봐 걱정되어 빠르게 나왔네요
또 대장내시경 받으러 갔을 때 응대해 주신 간호사 분들과
7시쯤 결과 들으러 갔을때 야간진료로 힘드실텐데도 친절하게 응대하고
설명해 주신 9월 3일 야간에 계신 간호사 분들도 감사드려요~!!

★★★소문 듣고 왔는데 역시 친절하시고 유쾌하신 의사 선생님 최고입니다! 걱정 많이 하고 왔는데 맘 편하게 진료 잘 받고 갑니다^^

★★★과잉 진료 없고 엄청 친절하세요. 정말 감동입니다! 우리 가족 다 여기서 진료하는 걸로 정했어요.

★★★친절하시고 당일 수술하고 퇴원했습니다 치루로 아플 때보다 수술한 게 훨씬 덜 아프네요. 잘 아물길...

★★★원장님께서 병원은 무서운 곳이 아니구나라는 생각을 갖게 해 주십니다. 친절한 상담과 더불어 쉽게 설명해 주시고 간호사 분들도 친절하세요

★★★오랜동안 고생하다 원장님 덕분에 수술하고 워낙 심했기에 회복하는 데도 시간이 좀 걸렸지만 지금은 덕분에 잘회복해서 좋습니다. 이번엔 다른 건으로 갔는데 원장님 바쁘셔서 새로 오신 원장님 뵙고 갑니다.원장님 직원분들 모두 친절하시고 원장님 실력 좋으셔서 나날히 성장하시는 거 축하드립니다~앞으로도 수원의 명문 항외과가 되길 바랍니다. 감사합니다

★★★유튜브로 알게 되어서 타지에서 찾아갔는데 영상에서의 모습 그대로 친절하고 자세히 설명해 주셔서 좋았습니다!

★★★의술이 전에 직원 분들의 친절이 모든 분야의 거울인데 원장님은 더 친절하시고 자상하시니 저희 모임의 홈피에 올려 놓고 적극 홍보해 드리겠습니다.

★★★항문 통증으로 고생 중이시라면 다른 곳에서 수술 전에 꼭꼭꼭 한 번 가보세요 제발. 이 원장님 정말 최고십니다

★★★원장님이 너무 친절하시고 마취가 덜 풀린 상태에서도 쉽게 설명

해 주시고 실력도 좋으신데 인간적이여서 넘 좋아요~

★★★원장님 친절하시고 설명 잘 해주신다는 후기 보고 진료 후 수술 예약 잡고 왔어요. 처음 내원했을 때 사이트에 진료 시간 안내가 애매해서 재내원 하느라 힘들었는데, 이후 사이트 공지사항/진료시간 수정도 바로 해주셔서 보기 좋게 되어 있구 너무 좋았습니다.

설명도 꼼꼼하게 잘 해 주셨어요. 시설도 깔끔하고, 믿음이 가는 의사 선생님 만난 것 같아 다행이에요!

★★★어제 수술했는데 원장님 아직까지 만나본 의사 중 젤 친절하시네요 그리고 항외과에 전문성과 열정이 대단하시네요. 다른 병원으로 가려 했는데 후기와 유튜브 보고 장편한외과에서 수술했는데 정말 잘한듯해요 원장님 간호사님 너무 친절하고 항외과 수술 전문이라 수술도 많으시더라고요 수원에서 최고의 항외과인듯 합니다 몇 년 고생과 고민하다 병원 갔는데 원장님과 간호사 선생님들이 너무 편하게 해 줘서 정말 감사합니다

★★★***외과 병원 있을 때부터 진료 보고 너무 친절하시고 마음 편하게 해 주셔서 옮기신 이후에도 진료 보기 위해 오랜만에 왔는데 역시나 사람 냄새 나는 푸근한 원장님입니다

지인들 추천할 정도로 너무 괜찮습니다

★★★진료 받고 수술 후 한 달 이용 후기입니다.

초진부터 수술, 전화응대, 이후 경과 검진까지 모두 만족스러웠고 덕분에 건강하게 생활할 수 있게 되었네요. 매우 감사합니다.

원장님께서 매우 친절하고 스마트하신 전문의시라는 점을 몸소 경험하여 후기 잘 안쓰는데 시간 쪼갰습니다.

장편한외과 강력추천합니다.

★★★ 친절하게 진료 잘 봤어요~^^

치열이라 검사가 아프긴 하지만 미리 아플 거예요~
말씀도 해 주시고..여자쌤 있는 타 병원 먼저 갔었는데 무뚝뚝하게 진료 보고 ㅜㅜ 유튜브 통해서 미리 선생님을 알고 가니 아는 지인 의사 선생님 같은 느낌이랄까요 ㅎㅎ
수술도 잘 부탁드립니다~!

★★★ 엉덩이대장TV 유튜브 보고 방문했어요

다이어트 하다가 급성 치질 걸려서 다 수술해야 한다 진단하셔서 한의원 가서 큰돈 들여 고쳤었는데 3년 뒤 또 다이어트로 치질 걸렸어요..
저번과 같이 사이즈도 컸고 상황이 같아서 유튜브 찾아 보다가 신임이 가서 방문했는데 진료도 친절하게 안내해 주시고 멀리서 왔다고 서비스도 챙겨 주셨어요!

★★★ 친절하십니다 증상에 대한 설명도 잘 해 주시고

환자의 질문사항도 하나하나
놓치지 않고 쉽고 자세하게 설명해 주십니다
원장님이 너무 좋으세요 첫 방문 할 때 제가 겁이 많아 진료하시는 데 힘드셨을 텐데도 세세히 진료해 주셔서 너무 죄송하고 감사했습니다 오늘 수술도 정말 아프지 않게 편안하게 잘 받았습니다

★★★ 그동안 병원 다니면서 이렇게 친절한 의사 선생님은 처음 봤어요~

수술도 잘 해 주시고 상담도 잘 해 주십니다

★★★ 의사 선생님이 분위기 긴장되지 않게 말도 잘 해 주셔서 생각보다 부담없이 편안히 진료받을 수 있었습니다^.^

굉장히 친절하시구 발랄하신것 같아요!!

우연히 생일을 맞아서 생일도 축하해 주셔서 너무 감사했습니다

자칫 가기 꺼려지는 진료일 수 있는데 간호선생님들도 다 친절하시구 잘 신경 써 주셔서 좋은 것 같습니다!

★★★여자 선생님을 찾다가 안 되어 어쩔 수 없이 리뷰 보고 방문했습니다. 정말 신기하게도 전혀 그런 고민 없이 진료를 잘 해 주셔서 너무 감동 받았네요. 좋은 병원이에요~~의사샘과 간호사 분들 모두^^

★★★대표 원장님 정말 친절하시고 마음 편하게 진료 봐 주셔서 좋아요ㅠ!! 현재 상태도 정확히 잘 알려주시고 직원 분들도 친절하셔요!! 멀리까지 간 보람이 있네요

★★★이기 머선 129 ^^

여태 답답했던 저의 증상을 속시원히 단번에 알려주셨어요.

유튜브 보고 찾아갔는데 명불허전이네요. ㅎㅎ

이성근 원장님 너무 감사합니다. 제가 본 의사 선생님 중에서 가장 친절하고 설명 꼼꼼하게 해 주시네요. 강추!!

★★★정말 오길 잘했다 싶습니다.

진작에 올 껄 그랬습니다.

선생님, 간호사 분들 감사합니다.

★★★전에 제가 진료받았는데 의사 선생님이 친절하고 안심시켜줘서 기억에 남았어요! 따로 블로그 후기도 작성할 정도로..ㅋㅋㅋ 아버지도 진료가 필요했는데 일부러 여기로 예약하고, 진료 보니 수술해야 해서 오늘 수술까지 했어요ㅎㅎ

친절해서 진료 보는데 덜 무서워요! 겁 많은 분들한테 추천합니다

★★★항문질환으로 지난해 말부터 올해 초까지 네 번의 수술을 했습니다. 미칠 노릇이죠. 처음 두 번은 장안구에 위치한 병원에서 두 번에 수술을 받고 한 달 사이에 재발하면서 장편한외과를 찾게 됐습니다.

지난 병원에 불신한 터라 걱정을 했는데 걱정과 달리 친절하고 자세한 설명, 과잉진료 없이 환자를 진심으로 대하시는 원장님께 진료 받으면서... 힘든 시기 이겨내고 완치를 앞두게 됐습니다. 제 증상의 호전을 저보다 기뻐하시는 원장님을 보게 되는 이상한 경험을 할 수 있는 좋은 병원입니다.

★★★의사 선생님 직원분들 모두 친절하시고 편하게 진료 받을 수 있어서 좋았어요

★★★살면서 리뷰 2번 써 보네요. 오전 일찍 진료 보고 왔는데 의사 선생님 정말 친절하십니다. 여기는 무조건 잘됐으면 하는 마음에 리뷰 남겨봅니다. 항문관련은 꼭 이곳 가보세요

★★★진짜 원장 선생님 짱짱짱! 치질수술 하는 거 너무 무서워서 미루고 미루다가 방문했어요. 유튜브에서 치질영상 보다가 알게 되었는데 댓글 후기가 좋아서 이 병원으로 선택했습니당. 의사 선생님께서 진료도 꼼꼼하게 봐 주시고 걱정하지 말라고 잘달래주시고(?) 설명도 엄청 친절하게 해 주세요!

★★★선생님이 친절하시고 간호사 분들도 완전 친절하시네요~ 수술부터 마무리까지 최곱니다 선택하길 잘한 것 같아요~

★★★근데 여기는 의사랑 간호사랑 왜케 다들 친절해요? 유튜브 검색해서 의사분이 조금 남다르신듯 하여 갔는데 ㅋ 정말 웃김요 의사샘. 폭설에 환자가 없어서 그런지 장시간 설명해 주심.ㅋ 담에 다시 가보고 평소에도 그런지 확인해 보려구요처음 가 봤는데 왠지 끌리네요. 제 치질을

한 번 맡겨볼까 생각중

★★★ 빙판길에 이른 아침부터 방문을 했습니다.ㅜㅜ

치질 때문에 지난 번에 방문했다가

유튜브 영상에 항문소양증 관련 내용을보고 다시 재방문했습니다.ㅜㅜ

치질도 악화되는듯 하고..

역시나 이른 아침임에도 너무 친절하신 원장님~

하나하나 자세한 설명에 감동받아 이렇게 감사인사 남깁니다.

이 정도 치질은 누구나 가지고 있을 수 있으니

좌욕과 항문 청결법을 알려주시고 그냥 가시라고 하네요.ㅎ

혹시 수술 여쭈어 보니 정말 힘들면 하는 거라 하시며

담에 다시 보자고 하시네요~~ 신기한 원장님이십니다. ㅎ

마치 재 주치의를 만난듯한 기분.

고마운 맘에 글 남겨요 여러분들 믿고 방문하세요~ 고맙습니다.

★★★ 변비 인생 10년, 치핵 3기에 한 줄기 빛 같은 병원입니다ㅠㅠ

저 쫄보라서 병원 미루고 미루다 간 건데 친절하고

자세한 상담을 들을 수 있어서 좋았어요!

검진할 때도 무서워하니까 긴장 풀어주시고..

갈 때는 책이랑 핸드크림까지 챙겨 주셨어요ㅋㅋㅋ

완전 추천합니다!

특히 제 상태에 대해서 자세히 말해 주고,

더 궁금한 점은 없는지 물어봐 주셔서 좋았어요!

수술 권유도 없었고, 아무튼 감동해서 블로그에 후기도 적었어요...

"치핵3기 수원장편한외과"라고 검색하면 나와요!

불편하다면 꼭 병원 가보세요!

★★★ 몇 달 동안 낫겠지 하고 참다가 아파서 결국에 네이버에 검색해서 예약하고 당일 수술하고 왔습니다. 평일 아침인데도 대기가 꽤 있더라구요. 건물도 새 건물이라 그런지 깔끔하고 원장님 설명도 잘 해 주시고 넘넘 유쾌하고 친절하시네요^-^ 처음엔 춥다가 히터 틀어서 따뜻해져서 쓰진않았지만 전기장판도 준비해 주셨어요ㅎㅎ 주의사항도 원장님께서 직접 설명해 주시고 진료 후 문자로 도움되는 영상도 보내주셨어요~ 그리고 이건 개인차가 있겠지만 수액 맞을 때도 다른 곳에서 맞을 때보다 덜아팠어요.

★★★ 주변에서 아프고 고생한 이야기만 들어서 너무 겁났는데, 원장님께서 친절하고 자세하게 설명해 주셨어요 ㅠㅠ
수술 당일 간호사 분들도 친절하고 편하게 대해 주셔서 긴장 많이 풀렸어요. 병원 시설 정말 깨끗해서 더할나위 없었습니다.
수술하고 회복 도와주셔서 감사하다고 원장님께 꼭 전해드리고 싶었습니다 :)

★★★ 병원을 다니면서 이렇게 기분 좋은 느낌을 받은 게 언제인지 모르겠네요~~
어제 다녀왔는데 좋은 병원, 좋은 원장님 함께 공유하고 싶어서 이렇게 처음으로 리뷰를 올려 봅니다.
간호사님부터 원장 선생님까지 너무너무 친절하세요.
고민하다가 저두 리뷰 보고 방문했는데 원장님 친절한 설명과 명쾌한 답변이 인상적이고 병원 시설도 굿굿굿입니다
아픈 치질이 다나은 느낌입니다. ^^
방문하시면 후회하지 않으실듯 하네요.

짱짱 킹짱 좋은 병원입니다 강추~~~~

★★★원장님이 너무 친절하고 상세하게 잘 설명해 주신 덕분에 걱정이 많았는데 되려 안심이 많이 되었고 치료랑 처방해 주시는 내용도 믿음이 갔어요! :)

항문에서 피가 나오는 것 같아 정말 걱정 많았는데...

앞으로도 관련 질환 있으면 여기서 편하게 상담할 것 같아요 ㅎㅎ

흔치 않은 증상인데 좋은 병원 잘 방문한 것 같아 정말 기쁘네요!!

★★★20년 전 치질수술 했었는데, 다시 재발하여 영수증 리뷰 보고 방문. 친절하고 자세한 설명과 수술도 꼭 필요한 경우만 권하는 것을 보고 신뢰가 갔으며 선물 받은 원장님이 직접 쓴 책을 읽고 더욱 감동!!! 어제 오후 치질수술 받았는데 국소마취라 수술 후 회복도 빠르고 통증도 별로 없어서 만족도가 아주 높음. 강추합니다.

★★★집이랑 좀 멀지만 후기가 너무 좋아서 갔는데 후기대로 엄청 친절하시고 설명도 잘 해 주셨어요!

직접 쓰신 책도 주셔서 가는 길에 읽어봤는데 좋은 의사라는 게 글에서도 너무 느껴졌습니다.

여기 병원 정말 추천합니다!

★★★원장님이 진짜 너무 친절하시고 설명도 잘 해 주십니다!!

이제까지 가 본 여러 병원 중 이렇게 친절한 의사 선생님 첨뵙니다 ㅋㅋ

열정도 가득하신 거 같고 리뷰가 좋아서 왔더니

왜 리뷰가 좋은지 알겠습니다

더더욱 흥하세요 진료 감사합니다

★★★전화상담부터 진료까지 다들 어찌나 친절하시던지...

민망한 부위 진료라 겁먹고 올 법한 환자들 생각해서인지
엄청 세심하게 배려하며 진료하시더라구요.
그리고 보통 항문외과에 평일날 사람 많지 않은데,
늦은 오후 시간에 대기자가 꽤 많았네요.
다들 소문 듣고 오셨나봐요.
항문외과 여러 군데 가봤지만 여기가 제일 가격도 합리적이고 양심적이어서 믿음직했어요. 그리고 진료 받는 내내 맘 편히 해 주셔서 감동이었어요ㅠㅠ 마지막에 원장님이 직접 쓰신 책까지 받아서 도움이 많이 되었습니다. 추천하는 병원입니다!!
★★★항문질환으로 병원을 가는 것 자체가 좀 꺼려졌는데 의사 선생님 너무 친절하시고 간호사 분들도 너무 친절하십니다.
첫 번째에도 저보다 더 걱정하면서 치료법 설명해 주시더니 두 번째에는 호전되고 있다면서 더 기뻐해 주시는 의사 선생님...... 복받으세요
수원 분들은 무조건 항문질환은 장편한외과 가세요ㅠㅠ
★★★친절하시고 믿음이 가는 원장님 덕분에 엄마께서 맘 편히 대장내시경 받고 오셨어요!! 좋은 원장님 만났다고 극찬을 하시면서 이렇게 좋은 원장님은 동네방네 소문 내야 한다며 네이버에 리뷰를 좀 올려 달라 하시네요ㅎㅎ
수원 사시는 분들 위내시경 대장내시경! 다른 곳 말고 믿을 수 있고 깨끗한 장편한외과에서 진료 보세요!! 강추입니다
★★★진짜 설명도 잘 해 주시고 친절하세요 양심적인병원이라 수술 무조건 권하지 않네요!!
시설도 깔끔하고 설명도 정말 잘 해 주십니다 건성건성 보던 병원들과 확

실히 비교됩니다

★★★수원에서 항문외과 3군데 가보았는데 여기만큼 믿음직스럽고 정직한 병원 없는 것 같아요. 다른 병원에서는 수술밖에 방법이 없다고 하였는데.. 이곳에서는 더 신중하게 지켜보고 수술하자며 진료를 봐 주셨습니다. 친절하게 설명도 너무 잘 해 주세요. 덕분에 상태도 많이 호전되어가는 중입니다. ☆완전 추천합니다☆

치질 백과사전
무엇이든 물어보세요

발행일 | 2023년 8월 25일
저　자 | 이성근, 황연정
펴낸이 | 페이지원 단행본팀
펴낸곳 | 페이지원
주　소 | 서울시 성동구 성수이로 18길31
전　화 | 02-462-0400
E-mail | thepinkribbon@naver.com
값 17,000원

※ 잘못된 책은 구입하신 서점에서 바꾸어 드립니다.

이 책은 저작권법에 의해 보호를 받는 저작물이므로 어떠한 형태로든 무단 전재와 무단 복제를 금합니다. 잘못된 책은 바꾸어 드립니다.